生老病死の医療をみつめて

医者と宗教者が語る、その光と影

シリーズ・ともに生きる科学

中井吉英［編著］

ミネルヴァ書房

はじめに

本書は「生老病死の医療」をテーマに連歌形式で執筆したものです。
執筆者は心療内科医の中井吉英、循環器内科医の小笹寧子氏、泌尿器科医で泌尿器がん患者の温熱・免疫療法の専門医である上田公介氏、耳鼻科医で禅、陶芸、茶道への造詣が深い教養人でもある本庄巖氏の四名と、テーマ毎に数名の宗教家・患者代表が執筆いたしました。宗教家は、キリスト教神学者でホスピスのチャプレンとして経験豊富なスピリチュアルケアの専門家窪寺俊之氏、老年学、医療・介護の専門家である僧籍をもつ医師、奈倉隆道氏、真宗出雲路派了慶寺住職で英文学の専門家であり、ビハーラ活動に取り組んでいる藤枝宏壽氏の三人です。患者代表は米国在住の在米日系企業人事管理コンサルタントである秋山麗子氏です。章間にテーマと関係するコラムを挿入しました。

初めに連歌《れんが》について簡単に説明しておきます。万葉集が連歌の起源と言われ、鎌倉時代から江戸時代中期にかけて流行したと言われています。連歌独自のルールがあり、発句《ほっく》と挙句《あげく》、輪廻《りんね》がその式目です。発句は連歌の一番初めに詠まれる句を言い、挙句は連歌を締めくくる最後の句です。歌の締めくくりとして重要な句となります。

作品としての一体感を保つため、直前に詠まれた句（前句）の情景、情趣、句境を踏まえて句作します。作者は前句作者の詩情を推測し受け継ぐことになります。自分の句に個性を発揮するのではなく、前句や次句の作者に配慮し前語の流れを考え句作します。調和や一体感を重視し過ぎ、作品全体が平板になってしまわないよう、一句には詩情があり、それを引き継ぎながら新たに移調し展開し変化して行く点に連歌の魅力と本質があると言われます。

多数の人たちが詠みつないでいく楽しさとともに、別人が詠みつなぐため、思いがけない発想や変化を味わうのが魅力であると言われています。

ところで、私たちは連歌についてまったくの素人です。しかし、私たちは連歌そのものを作るわけではありません。医師を含む医療に関わる者は生老病死の真っただ中で仕事をしています。挙句の宗教家も患者代表も様々なかたちで生老病死の医療に関わっています。いや、八人の著者は生老病死そのものを生きながら生老病死の人たちに触れ合って生きています。

さて、「生老病死《しょうろうびょうし》」は仏教からでた言葉です。釈尊は生老病死を「無常」として捉えました。そして仏教ではそこが出発点なのです。きっと釈尊は、影としての生老病死を光の部分に転換されたのではないでしょうか。

私たち医療に携わる者は、生老病死の影だけでなく光の部分をもみなければなりません。力に満ち無知という優越性をもった青年たちが、老人をどのように見ているのでしょう。曲がった腰、しわだらけの皮膚、真っ白な髪、ぎこちなくのろい歩き方、物忘れ、無関心、諦め……。まさに、老いと病に打ちひしがれ、死が向こうから近づくのを黙って待つだけの老人の姿。私たちが青年のときに見ていたのと同じ視線で彼らは老人を見ているのでしょうか。

しかし、老いの光の部分に目を向けてみましょう。若い時代のように自我と葛藤し苦しめられることは少なくなります。自我への囚われがなくなるにつれ無欲になり、ものごとを客観的に見ることが可能になってきます。力は衰えますが、平静と忍耐、そしてユーモアと高い叡智を手に入れることができるようになるのです。死が近づくにつれ、死から多くのことを学ぶようになります。死から生をみるようになるのです。老年期にしか得られない価値でもあるのです。いや、子どもでも、青年でも、病で死に直面せざるを得ない人たちは老人と同じように死から生を学び、トータルに生きることが可能になるでしょう。このように老いと死の価値は doing から being への転換といえるでしょう。

生老病死、なかでも老死は、高齢社会の日本人の最大関心事でしょう。命あるものすべてに生老病死は存在します。したがって、「生」、「老」、「病」、「死」を別個に語ることはできないというのが私の考えです。「老」を語ろうと思えば残りの三つを含めなければなりません。その意味で、仏教でいう生老病死は生死一如というように生老病死を一如としてとらえる必要があるわけです。「死」に限定しますと、他人あるいは自分と関係ない人の死について何とも思わないのがわれわれの本質ではないでしょうか。「死」を、「一人称の死」（自分の死）、「二人称の死」（近親者の死）、「三人称の死」（他人の死）と三つに分類したのはフランスの哲学者ジャンケレヴィッチです（『死』みすず書房、一九七八年）。愛する人の死も一人称の死に深く関与します。一人称、二人称、三人称を超えた「四人称の死」があってもいいのではないでしょうか。生死一如あるいは生老病死一如と観じたとき、私たちは深く「いのち」と「いのち」が触れ合って生きていることを体験します。医療の現場では、その触れ合いが最も重要ではないかと思います。「いのち」と「いのち」の触れ合いがなければどんなに多く出会ったとしても、真実の出会いではありません。医療の現場で最も必要であり欠けているのがこの点です。

本書は季刊誌「環境と健康」（Vol. 24 No. 3 Autumn 2011～Vol. 25 No. 2 Summer 2012 公益財団法人体質研究会、公益財団法人ひと・健康・未来研究財団の共同発行）のサロン談義九（連歌形式）「生老病死の医療（Ⅰ～Ⅳ）」に連載された原稿を基に加筆・編集しました。八人の作者が一人ひとりの糸を紡ぎながらひとつのタペストリーを紡いだのが本書の特徴であります。

読者の皆さんには本書を読んでいただくことで、身近な人や自らの死のあり方に思いをはせてもらい、そこから今ある生をより良く見直す一助にしていただけると幸いです。

二〇一六年春

編著者　中井吉英

生老病死の医療をみつめて——医者と宗教者が語る、その光と影

目次

目　次

第1章　物語のなかの死生観

1　医療における物語性……………………………中井吉英（心療内科医）

中井吉英（心療内科医）

終末期のがん患者との出会い

一九九六年当時、五〇歳代前半の舌がん患者Aさんについて話すことから、発句をスタートいたします。

Aさんは大手企業の部長でした。がんは周囲のリンパ節に転移し、手術、化学療法、放射線療法を受けたのですがすでに手遅れでした。がん専門病院から依頼を受け、身体面と心理面のケアを私がすることになりました。

私に何ができたと思いますか。

対症療法的な身体的ケアのほかは何もすることができなかったのです。なぜなら、淡々として自分の病状について話しをされる理知的で冷静そのもののAさんの生き様は、私など足下に及ばないほど立派だったのです。心理的サポートなど必要なのだろうか。その上に、菩薩のような夫人が寄り添っておられる。疼痛などの身体的苦痛だけ管理してあげれば大丈夫ではないかと思っていたのです。

ある日、Aさんにお願いし、サイコオンコロジー（精神腫瘍学）の講義で、彼自身の病状や経過について話をしてもらうことにしました。演壇に設えた椅子に座ったAさんは、一〇〇名ほどの医学生を前にして、発病から現在にいたるまでの経過と心境を、筋道を立て淡々と話し始めました。教室は静まり返っています。その時、Aさんの片方の脚が、微かでしたが小刻みに動き続けているのを見たのです。冷静なAさんの心の動揺と不安を初めて理解できた一瞬でした。

診察室にて、私はAさんに誕生から現在に至るまでの自分史を作ることを提案しました。彼のナラティブ（物語性）における病の意味を発見する作業の手助けをするつもりでした。小説を読むのが大好きで文章を書くのが得意なAさんは、診察の度に物語を書きあげ受診してくれました。その時はじめて、彼が誕生より悲哀と苦難に満ちた人生を歩んできたことを知りました。彼のような人生を歩んできた人が、どうして崩れ落ちることもなく、柔和な清々しい人生を送れたのだろうか。

ある日、Ａさんは次のような過去の出来事を話してくれました。

「僕は生きることに淡白で生への執着がまったくないのです。大学時代、親友三人と一緒に海へ泳ぎに行ったのです。その時、僕たちは高波に呑み込まれてしまった。親友たちは三人とも溺死し、僕だけが生き残ってしまったのです。僕はだから……」。

私は病気で何度も死に直面してきました。また、慢性疼痛をはじめ様々な病を克服してきました。そのため、死への不安と生への執着は幼い頃から人一倍強かったのです。Ａさんの話を聞きながら、私と彼とでは生死への対峙のしかたが、正反対であることに気づいたのです。それから、私は病気や死を克服した勝者としてＡさんに接していたことにも気づき、思わず慟哭しました。彼と私の物語は死への思いという一点で交わりながら、また離れていくのです。しかし、三人の親友を失い、一人生き残ったＡさんの生きることへの苦痛を理解し、再びＡさんに近づくことができたのです。

夫人の語り

初診から一年経ち、夫人からＡさんが亡くなったという電話が入りました。しかし、それ以後、夫人からの連絡が途絶えたのです。

二ケ月後に私を尋ねて夫人が来院しました。彼女の顔を見た瞬間、二ケ月間の空白の意味を理解しました。冷静に経過を話される穏やかな夫人の目の周りは、乾いてしかも黒ずんでいます。それが幾日も泣き続けた痕であることを察しました。涙を見せずに私に会うため、二ケ月もの時間が必要だったのです。幾晩も費やし嘆き悲しんだため、涙は涸れてしまっていたのでしょう。きっと、心を整理してから私を尋ねるつもりだったのに違いありません。

「主人ががんになってからは、夫の言うことは黒でも白と受けとめていました。だから、私の方が心の負担は大きかったと思います。しかし、この一年間は、私たち夫婦にとって数十年間の価値があったと思います。私たちははじめて正面から向き合いました。ようやく、いのちの触れ合いを感じながら生きてゆくことができたのです。その間、夫は終始心穏やかにその日を充実して生き、家族に見守られながら静かに亡くなりました」と話されたのです。

それから一年が経過し、夫人と再会しました。

「亡くなってからしばらくは、主人が傍らにいてくれているような感覚が続きました。今は、夫は遠くで、これからの私をずっと見守ってくれているように感じます」。

夫人が診察室を去られる間際に、「愚痴や不安や死への恐れをいつでも聴いてもらえる、そんな先生がそばにおられる、それだけで主人は安心しきっていました」と。生前からAさんにとって私の存在の意味は何なのかを問い続けてきましたが、その言葉によって、私は救われたような気がしたのです。

ナラティブセラピーとは

Aさんの話のなかで、ナラティブという言葉を使いました。ここでナラティブセラピーについて説明しておきます。

ナラティブセラピーは一九八〇年代、心理療法の一つである家族療法の流れの中から登場してきました。ナラティブは「語り（あるいは物語）」という言語形式のもつ特徴を通じて病を含む問題となる体験を理解することが重視されます。「物語療法」と訳されることもあります。『心身医学用語事典（第二版）』（社団法人日本心身医学会用語委員会、三輪書店、二〇〇九年、一九六頁）によりますと、ナラティブセラピーの特徴のエッセンスは次のようになっています。

①出来事を解釈し意味づけ、それらに基づいて行為することにより自らの体験世界を構築する。②しかし、それは重要な他者との相互作用（会話）や社会的言説からの影響を含んでいる。③そのため「語り」がその人が望むものとは必ずしも一致しない可能性がある。④そこでセラピストは、その人の語り直しができるように援助する。

その際、セラピストとクライエント、医師と患者など、社会的に構築された治療関係そのものが与える影響を視野に入れた姿勢を保持するところに大きな特徴があると言われています。

分かりやすいように補足しますと、ナラティブセラピーでは、問題がクライエント自身の中にあるのではなく、クライエントが語る物語にあると考えます。セラピストは問題となる物語を肯定的な物語、すなわち新たな物語になるよう働きかけ、従来のクライエントの考え方、生活のあり方、生き方を変容させる援助をするわけです。ナラティブセラピーはサイコロジスト（心理士）が主として行う心理療法です。

物語が医療において重要なのは、「橋をかける」という働きを持っているからです。「橋をかける」とは関係性を形づくる行為です。「語り手」と「聴き手」、そのどちらが欠けても物語は組み立てられません。しかし、従来の医学教育では、疾患に焦点を当て、人間をすべて同一のものとして扱うよう徹底して教育されます。しかし、医学部を卒業し臨床医になりますと、個々の患者と出会う時、人間はそれぞれまったく異なった存在であるという見方が必要になってきます。優れた臨床医になるということは、病気を持ち悩み苦しむ個々の患者に焦点を当て医療を実践することにあります。

疾患に焦点を当てる従来の見方と、病気が個人固有のナラティブとして、患者の語りを尊重するという見方の調和が必要になってまいります。慢性疾患に対する医療や緩和医療、老人医療の現場ではとくにナラティブが重要になると思います。詳しくお知りになりたい方は、トリシャ・グリーンハル、ブライアン・ハーウィッツ編集、斎藤清二ほか監訳『ナラティブ・ベイスト・メディスン――臨床における物語と対話』（金剛出版、二〇〇一年）をお勧めします。

補完し合うＥＢＭとＮＢＭ

現在の医療は客観的かつ科学的根拠に基づくエビデンス・ベイスト・メディスン（evidence based medicine：EBM）が重視され、今や隆盛を極めつつあります。もともとＥＢＭは個々の患者に対して最も質の高い適切な治療は何かが中心課題だったはずですが、個々の疾病そのものの治療に焦点を当てられるようになり、本来の意味とは異なる方向に向かっています。その結果、患者の満足度やＱＯＬ（生活の質）に対して、決して有効とは言えません。

ＥＢＭに対応する言葉はナラティブ・ベイスト・メディスン（narrative based medicine：NBM）と呼ばれ、対話に基づく医療といえます。また、ＮＢＭによる研究は質的研究と呼ばれています。ＮＢＭの名付け親であるトリシャ・グリーンハルは、ＥＢＭの普及に努めてきた家庭医でもあります。ナラティブセラピーを医療の現場に持ち込み、ＥＢＭを尊重しながらも、その対極に存在し、ＥＢＭとのバランスを取るメディスンとしてＮＢＭがクローズアップされつつあります。両者は相容れぬものではなく補完し合うものなのです。

河合隼雄氏は、ナラティブ・ベイスト・メディスンについて次のように述べています。

「人間はそれぞれ自分の『物語』を生きている、ということができる。『病気』もその物語の一部として意味をもっているのだが、一般の医者はそれを無視してしまって、『疾患名』を与えることで満足する、しかし時にそれは、その人の物語の破壊につながってしまう。それでも、その疾患が医学的に治療可能な場合、まだ救いがあるが、治療が不可能な場合や、高齢者のケアのようなときは、それらの事実を踏まえて、患者がどのような『物語』を生きようとするのか、それを助けることが医療のなかの重要な仕事になる」(『ナラティブ・ベイスト・メディスン――臨床における物語と対話』金剛出版、三〜四頁)。

ナラティブという心理療法が起こる以前より、心身医学を実践する医師たちは、患者の物語を考えながら医療をしていました。したがって、ナラティブセラピーと私の使っているナラティブとは同じではありません。私の方は河合隼雄氏のナラティブに近い考えかもしれません。では、Aさんとの出会いについて考えてみましょう。

患者のナラティブがもつ広がり

一人ひとりの患者に出会った時、患者の歴史を理解するように努めます。歴史とは客観的事実です。人が生まれてから辿ってきた歴史を、私たちは生育史と呼んでいます。大切なのは患者が、その事実をどのように受けとめ生きてきたかです。別離や失敗、挫折、病気といったネガティブな面を多くの患者は否定的に受けとめている、そこに光を当てます。本人にとりネガティブな面を「逆観」するように働きかけるわけです。そうしますと、物語そのものが輝き始め深みを増してきます。その結果、患者は生きてきた意味に目覚めることになります。意味を見出した患者は、自らに固有の重要な人生という物語があることへの気づきが始まります。患者は家族、友人、そして医療者との出会いの意味にも気づき始めます。

ひと言でいえば、「関係性」への気づきです。「関係性」は生きている人だけではありません。死者との関係性も含まれます。生・老・病・死それぞれの関係性も含まれます。生・老・病・死の一つひとつが物語の中心的テーマであり、しかもそれぞれが無常なるものです。そこに光を当て「逆観」する手助けをするわけです。そうしますと、一人の患者の物語は本人の想像を凌駕し、全体とのつながりへと広がります。このようにして、一人の患者の物語は関係性のある人たちの物語をも豊かにしていくのです。

一人の患者に出会った時、彼にとっての、私にとっての出会いの意味を考えます。ナラティブはそれぞれ固有であると言いました。Aさんと私とでは死と生の立場がまったく違っていたのです。私は病と死を克服し生き残った「勝者の視点」しか持っていなかったのです。死に逝きつつあるAさんとの間に越えることのできない深い溝が横たわっていました。このことに気づき愕然としたのでした。

私は幼少より大病を患い何度か死に直面した体験があります（中井吉英『いのちの医療――心療内科医が伝えたいこと』東方出版、二〇〇七年）。だから、緩和医療において、患者の生死を理解してあげられると思っていたのです。まったくの勘違いでした。そのことを、Aさんに出会ってはじめて気づきました。それ以来、彼の語りを傾聴することに集中してきました。気づかされているのは、治療する側の私自身だったのです。決して、医療者の死生観を押しつけてはなりません。また、物語が常に万人の真実の物語になり普遍性に至る時、はじめて個別性としての物語になるのではないでしょうか。

それでは、Aさんにとって、夫人にとって、私との出会いの意味は何だったのでしょうか。最も大きな意味は、死を覚悟したAさんが、死への恐れを乗り越え、内面への気づきが起こったことでしょう。これまで絶対に見たくなかったとAさんが否定してきたナラティブの部分に光が当てられ、ようやく彼の物語が始まり深まっていったのだと思います。そのようなプロセスが、夫人との関係性を自覚し濃密な二人の物語が完結していったと思わずにはいられません。二人の物語はまた、子ども達の物語に深く関わっていきます。亡くなったAさんの友人や両親たちとの物語にもつながりができたのです。

医者個人のナラティブ

私は死に直面した患者に出会うたびにAさんのことを思います。死者と生者が語り合うことができるのも、彼との出会いで知りました。Aさんから、医療の現場で患者たちにどのように関わっていけば良いのかを学びました。彼の死が、生物学的現象として見られたならば、そこに人間性が発現しなかったと思うのです。

　私たち医師は、生に光を当て過ぎていないでしょうか。死を遠ざけ死を見失っているために、生が貧弱になっているのではないでしょうか。生老病死をもっと豊かな関係として、分けずに見る見方もあるのです。ここが医学と医療の根本的違いです。

　生老病死の真っただ中で仕事をしている医療者にとって、最も必要な点は、自分自身の死生観だと思うのです。死生観は医療者個人のナラティブを作り上げることから始まります。その秘訣は患者から学ぶということにあると思います。

　医学部・医科大学では、「医師の視点」を持つように教育され、パターナリズムが育てられて行きます（中井吉英「医師の視点、患者の視点」『日本保健医療行動科学会年報』七巻、一九九二年、二一一〜二二六頁）。しかし、医学教育にもパターナリズムから脱するための教育が進められるようになりました。医療面接や態度人間学教育など様々な試みが推進されています。しかし、ホテルなど、接客業のマニュアルを教えているような気がしてなりません。「患者の視点」、「病者の視座」を持てるような医療者の教育が必要です。そのような教育は不可能でしょうか。医療者個々人に委ねられるべきものなのでしょうか。

　私はそうは思いません。たとえば医学と医療の教育をそれぞれ別個のものとし、六年間のうち一年間、徹底して医療学の時間に当てるのです。そのためには、医学＝医療と考えられていることからの脱却が必要です。医学は自然科学の一分野です。医療は宗教や文学をも含む人間学です。エビデンス・ベイスト・メディスンとナラティブ・ベイスト・メディスンは対立し合うものではなく補完するものであるとお話しました。医学と医療も同じ関係にあるのではないでしょうか。

この点について、同じ医療者を育てる看護の領域の方が遥かに進んでいると思います。問題は医師養成機関における教育者の不足です。日本の場合、医学教育を行うためのスタッフは、米国の五分の一から一〇分の一というのがわが国の実情です。医学部・医科大学の教員は、一人で診療、教育、研究、経営のすべてに当たらねばなりません。大学の医師は過剰労働で疲弊し、とても教育に時間をかけることができないのです。医学部の定員を増やしたところで、教育スタッフは現状のままなのです。それからもう一つは、教育専任のスタッフの養成が必要だと思います。これ以上は医学教育に足を踏み入れそうですので、このくらいにしておきます。

生老病死に充ちあふれた環境が医療者の仕事場です。しかし、生が仕事の中心課題であり、死はあまりにも深く見失われています。生死は決して物理的なものではありません。生老病死を一体として考える時、医療はきっと豊かになるでしょう。医療者がそれぞれの人生観をもたなければなりません。そのキーワードがナラティブ（物語性）であると思います。そうしますと、医療者に「いのち」に触れているという自覚が生まれます。「いのち」と「いのち」の触れ合いがなければ出会っても本当は出会えていない。真の出会いがなければ、患者もその家族も医療者も不幸です。では、「いのちの科学」の「いのち」とは何なのでしょうか。

2　患者のナラティブを識る……………………小笹寧子（循環器内科医）

向き合うためのナラティブ

前節の中井さんの発句は、末期がんを患われたＡさんの物語（ナラティブ：narrative）から始まります。

Ａさんは、がん専門病院で治療抵抗性の末期がんと診断され、中井さんの心療内科に紹介されました。そこで自分史を作るようにアドバイスを受けます。その後は自分史を作ることを通して、Ａさんは自分自身と、そして夫人と正面から向き合うことができるようになり、一年後には夫人と家族に見守られながら静かに死を迎えられました。

がんの緩和医療に限らず、慢性疾患に対する医療や老人医療の医療現場では、医療者は個々の疾病そのものに焦点を当てるだけでなく、患者の語るナラティブに視点を向け、患者のこれからの物語を一緒に作っていくことを認識することが大切です。一人の患者のナラティブはその患者だけのものではなく、患者の家族、友人、そして時には医療者自身の物語にも関わってくるものです。

中井さんは、医療者自身が死生観をもち、生老病死に向き合う医療現場で、医療者が生死を一体として捉え、「いのち」に触れているという自覚のもとで診療に当たることによって、医療はもっと豊かになると述べられています。

私の死生観

さて、循環器内科医である私は、しばしば患者の死に対面します。

私自身の死生観は、臨床医として現場で患者を看取る中で徐々に培われてきたように思います。死やいのちの問題は、本を読んだり授業を受けたりしても、頭では理解できますが感覚としてつかみにくいところがあると思います。患者を看取るとき、意識がなくなる、血圧が下がる、脈が止まる、こういった生命徴候を確認してゆく過程において、医療者は現実的にはっきりと死を認識します。親類や友人の死よりももっと直接的に死を見つめます。私は何人もの患者を看取るなかで、人間は自然現象の一つである、いつかは自分も死ぬ存在であるということを、実感するに至りました。

一方、自分自身の死生観はともあれ、現実の診療において、患者のそれぞれの死生観を理解することは容易ではありません。患者の死生観は、その方にどんな医療や看護を提供すべきかを決定する上で重要な因子となるはずですが、現実には、とくに循環器疾患では急変も多く、時間的余裕のない慌ただしい経過のなかで、患者の心の奥にある死生観について知ることなどほとんど不可能です。

末期心不全と緩和医療

ただし循環器疾患でも必ずしも急変ばかりでなく、とくに心不全という状態はかなり慢性的な経過でがんと同様に「末期」という状況を迎えます。末期心不全では心臓および全身の臓器が機能不全に陥り、症状としては呼吸苦・全身倦怠感・食欲不振・疼痛（部位不定）など、がん患者と同等あるいはそれ以上に苦しいものです。若い患者では「心臓移植」という方法もあるわけですが、心不全患者の大半を占める高齢の患者では心臓移植は適応外です。かといって補助循環など機械的循環サポートを行うこともかえって患者の苦痛になり得ることから、内科的治療が主体となります。このような末期心不全患者は、がん患者と違って寛解増悪（症状の軽減や悪化のこと）を繰り返しながら徐々に衰弱していきます。そのため、いつ死を迎えるかということの予測が困難となり、患者と主治医が死生観について語ることは難しい状況です。また完全に治癒できなくとも治療により寛解が得られ、症状も緩和することから、「治療」と

「緩和」が独立したものではないこと、そして末期がんと違って末期心不全という意味がまだ一般人に広く理解されていないことも、末期心不全患者の診療を困難にしています。

多くの末期心不全の患者は死に向き合う余裕がなく、わずかな希望を抱きながらひたすら苦しみと闘っているように見受けられます。ただし、最近欧米では、緩和医療という概念が末期心不全の患者にも適用されつつあるようです。末期心不全の患者は苦しくても頑張っています。末期心不全の患者に対する緩和医療は、まだまだ学会発表を聞いていても手探り状態のようです。しかし、今後わが国でも高齢化に伴いますます増加する心不全患者の最期を、少しでも豊かなものにできればと思います。

日本人の死生観

さて、前節の中井さんから、「いのち」とは何なのでしょうという問いかけがありました。あの儒教を説いた孔子ですら、「われ未だ生を知らず。いずくんぞ死を識らんや」と言ったと伝えらており、とても難しい問いです。脳死は人の死かということも、まだ論争の尽きないところです。日本人の死生観は現世的、集団志向的であり、個人の死は自己のいのちが人間集団の中から宇宙の中の存在へと移行することだと考えることにあるという説がありますが（山本俊一『死生学のすすめ』医学書院、一九九二年）、「いのち」は何かしら普遍的なものであるというのが日本人的な考え方のように思います。人から人へと受け継がれるナラティブのなかで、「いのち」は受け継がれてゆくものなのでしょうか。

3　がん患者といのちの医療……………上田公介（泌尿器科医）

そのときがきたらどうするか？

第2節の小笹さんは循環器内科の専門家で、多くの方の最期を看取っておられます。おそらく慢性心不全患者というのは、相当死に対する恐怖心が大きいと考えられます。そして小笹さんは「緩和」と「治療」が独立したものではなく、末期心不全という意味がまだ一般人に広く理解されていないと指摘されています。また欧米では末期心不全の患者に緩和治療という概念が適応されつつあるとも指摘されています。

さて、私のように進行がんを多く診ている泌尿器科の医者にとっては、昔から「心不全は待ってくれないが、がんは待ってくれる」ということが広く患者の間に理解されていると認識しています。

進行がんで余命何ケ月と医者から宣告されたあとに、では、どうすれば残された人生を有意義に生きていけるかということを考える時間があるのです。日本人の多くは現状をそのまま受け入れるのに時間がかかりますが、いったん受け入れると諦めの意識が強く、「何をしても同じならこのまま自然体でいきたい」と考えているようです。昔の偉人達は多くの弟子に囲まれながら、「俺はまもなく死ぬからこのままにしておいてくれ」と宣言し、水だけを飲んで数日で亡くなっていったといいます。何と覚悟を決めた生き方でしょう。凡人にはとてもこのようなことはできません。しかし実際そのときがきたら、どうするか？　という命題が突きつけられています。

人間はしょせん宇宙のなかの小さな生き物です。大自然に較べたら人間の力というものはたかがしれています。宇宙という大自然のなかで生かされてきた人間は、いずれ死を迎えます。誰にも例外はありません。

私はその時にどのように自分が死と対峙できるのかをいつも大宇宙から突きつけられているような気がします。人間はその複雑な仕組みをみても、神様がどうしてこのようなすばらしい体を人間に与えてくれたのかを医学部に進学してから学び、驚いたものです。

人間の体も宇宙に喩えることができます。そのような小宇宙をもった人間は、大宇宙という自然の声を体に感じ、寿命がきたら、また物体としての体を自然に帰すということが繰り返されているのではないでしょうか。

このように日本人は身近にみる虫や草木にも生命があることを知り、やがてそれらの虫や草木もいずれ死に絶えることになっても、いつかまた復活することを知っています。ですからわれわれは、「生き物に殺生をしてはいかん」と親から教えてもらいました。自分と同じ命をもった生き物により人間は生かされています。これら人間の犠牲になった生き物に対しては、きちんと供養してあげる必要があるのです。いつかは自分も死んで、また復活して、草木の一つになるかもしれないのです。

病気の告知

がん患者は、いつも自分の寿命があとどれくらいかを知りたいといいます。しかしそれに答えられる医者はだれもいません。

たとえば次のような、最近の間違ったインフォームド・コンセントという概念は冷たいものです。そこには生きた医療というものを感じることはできません。

「あなたのがんは、すでに肺や肝臓、全身のリンパ節に転移しており、手の施しようがありません。せいぜい六ケ月の命です。あとはホスピスか宗教しかありません」と宣告するのです。

まるで患者が一方的に悪いかのように。またそういう厳しい宣告をすることで、医師は自分の責任逃れをしています。どうして、患者と同じ目線で話ができないのでしょうか。「あなたのがんはこれだけ進行していますが、このような患者のなかには何年も長生きした方がおられます。自分の実力はたいしたものではありませんが、一日でもあなたが長生きできるよう頑張るつもりです」と、どうして言えないのでしょうか。

大病院に勤めている医者の中には前者のように冷たい宣告をすることが多いのです。中井さんの『いのちの医療』（二〇〇七年）には、大病院で見放された進行がんの患者に対して、一開業医である中井さんのお父さんは出来る限りの医療を施し、延命されたと書いてあります。大病院に勤めている医者より市井の小さな開業医に優秀な医者が多いことをもっと日本人は誇りにすべきです。人間を宇宙の一つとして捉えず、単なる何かのパーツのように考える専門医の多いこと。それが今の医療崩壊をもたらせているのです。

そのように考えますと、「いのち」というものが何となく見えてきます。

大宇宙の中の小さな人間が自らの体に小宇宙をもっており、想像もできないくらいのパワーを秘めていることに驚きます。また同じ進行がんでも一人ひとりの患者の状態はまったく違います。それぞれの宇宙をもっているのです。その自然という宇宙をいかに上手に生かすかということが臨床医に求められています。単なるパーツの取り替えでは、われわれ小宇宙は回復しません。何か別の方法があるのです。それは人間に対して愛情を持って接するということです。上から目線では決して病気は治りません。

生き方を変えればがんも治る

免疫学の大家である安保徹先生は『免疫革命』（講談社、二〇一一年）のなかで、「健康も病気も、すべては生き方にかかっている」と看破しておられます。安保先生の立派なところは、単なるリンパ球や好中球の関係だけではなく、人間の生き方が健康にもなり、がんにもなると指摘されていることです。「生き方を変えればがんも治る」とおっしゃっています。何と力強いお言葉でしょう。今まで生きてきた自分史を反省し、これからの生き方を考え、実行する。そうすることで、進行がんもきっと治る、とのメッセージをいただきました。進行がんの患者にもこのような強いメッセージを伝え、そして、自分も同じ人間として、出来る限りの力を尽くし、やがて、自分もがんになったら、どうするかを考えることにしました。患者は医者にとってとても大切な先生です。小宇宙を持った生き物としてお互い有意義に生かし、生かされたいと考えております。

4　治らない病気……………………………本庄　巖（耳鼻咽喉科医）

不治の患者とつきあう覚悟

この夏、ロンドンのコートールド美術館のセザンヌの部屋とゴッホとゴーギャンの部屋で、溢れるような画家の「いのち」に触れました。

一〇〇年あまり前の彼らの「いのち」と私の「いのち」との交感です。「いのち」は Life だけではなく Soul や Spirit あるいは Energy でもあることを知りました。

私を含め医師も患者も医療とは病気を治す行為だと思っています。病院は病気を治すところ、医者は病気を治してくれる人と思っています。多くの場合はそれでよいのですが、でも治らない病気の時にハタと困ってしまいます。治らない病気をどうするかは医学部では教わりませんでした。私自身も講義や実習でそのことには触れませんでした。ただがんを告げる時にはその患者と最期まで付き合う心構えで行くようにと教えました。最近は少しこのような対応が教科に取り入れられているようですが臨床の場ではどうでしょうか。

医学部の教育はちょうど自動車修理工を養成するのと同じ思想です。故障した個所を的確に探し出し、適切な修理をする、自動車の場合、修理がうまくいかない時にはエンジンなど部品を積み替えます。それでも駄目なら廃車です。以前にドイツのアウトバーンを走っていた時、私のポンコツフォルクスワーゲンが突然止まりました。来てくれた修理工はエンジンを替えなければ駄目だが、もう車体もだいぶ古いので廃車にした方がよいという意見でした。やむなく思い出いっぱいの愛車を路上に残して家路につきましたが、ヒトの場合はそうはいきません。簡単に廃車にすることは出来ないからです。治らない病気でも何とかしなければなりません。

この時医師は自分の無力さを味わうことになります。理由はいろいろですが、ほんとうは治らない患者をどうすればよいか分からないのです。

しかし不治の病の患者への対応はこれからの重要課題です。私を含めて現在日本の人口の大きな部分を占める高齢者はみんな治らない病気に罹るのですから。お釈迦様は「生老病死」の四苦を解決するために長年の苦しい修業をされました。四苦の中でも問題は治らない病とそれに続く死です。昔は結核が不治の病でした。今はがんが不治の病です。幸いお釈迦様は苦行の末に菩提樹の下の瞑想で悟りを得られ、四苦を乗り越える方策を掴まれました。素晴らしいことです。しかし凡夫の私たちにはこれは不可能です。事実お釈迦様は自分の悟りを教え広めることに躊躇されています。しかし人々の強い願いで法を説きはじめられます。そこで述べられたのはすべての世上の執着を棄て一人で進むことのすすめです。いわゆる出家ですがこれは私たちには無理です。もし皆がこれを実践すればお米を作る人や子どもを産む人もいなくなって人類は滅びるでしょう。しかしそれほど四苦の解決は難しいのです。では凡夫の私たちは一体どうすればよいのでしょうか。

死を前に至る心境

人は前途になにがしかの希望がないと生きて行けないものと聞かされています。そういえば私たちはいつも明日のこと、今度の週末のこと、あるいはお正月のことを考えています。しかし余命あと数カ月と告知された時、私たちは残る時間をどう過ごせばよいのでしょう。私の知人の医師は肺がんの手術後に余命を宣告され、家族全員でニューヨークに遊び、ハーレムで好きなジャズを聴き、ハドソン川の観光船の中で息を引き取りました。病院のベッドの上でなく家族に囲まれた最期は理想的ですね。しかし作家の吉村昭氏は最後に点滴と中心静脈栄養のチューブを引き抜いて「もう、死ぬ」といって亡くなられたそうです。自ら延命治療を拒絶されたのです。もっと穏やかな最期は選べなかったのでしょうか。でも医師の立場ではいったんつけた延命装置をはずすと刑事犯になる覚悟が要ります。患者の立場ではあらかじめ尊厳死協会に入るか、公証人立ち会いの遺書を作成しておく必要があるそうです。こうして見ると平穏な死を迎えるのも容易ではないのですね。

最初にも述べたように医師は技術者であり、この専門集団に終末期の精神的なケアを望むのは無理でしょう。それに医師や看護師は治す医療だけで心も体力も精一杯なのです。そのためにはケアに精通した総合診療医の養成が急務だと思います。宗教者や心理学の専門職の人々の手に委ねる方法もありますが、日本人の多くは特定の宗教は持っていません。また終末期の精神的なケアができる人材は日本にはほとんど育っていません。そこでやむなく家族に頼るケアになります。

いま私がたいへん治りにくい膵臓がんにかかり、余命一月と宣告された時を想定してみます。もうやり残した仕事はありませんからその葛藤はないでしょうが、家族との密接な時間を大切にしたいと思います。そのためには入院は避け自宅で、痛みのコントロールだけをしていただきたいと思います。中心静脈栄養や胃ろうはお断りです。

若くして肺結核で亡くなった私の父は自宅で最期を迎えました。当時五歳だった私は夜中に起こされ、父が私に託す遺言をはっきりと聞きました。長生きをした母は肺がんで自宅で亡くなりました。亡くなる数日前、母のベッドの周りをうろうろする私たち兄弟を見る母の安心しきった表情を忘れることができません。昔は庶民はたいてい自宅で亡くなっていたのです。

正岡子規は根岸の子規庵で母親と妹の献身的な介護を受け、旺盛な執筆活動を最期まで続けています。カリエスの激痛には麻薬を服用していたのだと思います。入院ではあのような友人たちとの親密な交流はなかったでしょうし、子規庵の庭の草花に親しむこともできなかったでしょう。濃厚な延命治療を望むならば入院が必要でしょうが、私の場合、できるだけ自然な最期を迎えたいのです。口から食べられなくなっても自然に任せたいです。西行法師は春の盛りに桜花のもとで死ぬことを願い事実その通りの最期でしたが、おそらく食を絶ってその日に臨まれたのでしょう。

白人からの迫害を逃れて一人で生き延びた最後のアメリカンインディアン・イシは、発見されて白人社会に入ります。しかし免疫力のない彼は結核に罹り三年半後に亡くなります。その時の最期の言葉は「You stay, I go」でした。彼にとって生と死の境は私たちほど画然としていなかったようです。私の理想はアメリカンインデアンの古老が素晴らしく晴れた日につぶやいた「今日は死ぬのに良い日だ」という言葉です。

5　宗教に問われていること――人々の心に届く死生観……………窪寺俊之（宗教者）

精神的いのちの質

中井さんの発句から始まった本章は、小笹さん、上田さん、本庄さんと順調に受け継がれ、最後の挙句に回ってきました。四人の皆さんの中心テーマは生物学的生命と精神的いのちの問題が、それぞれの立場から熱く語られた形になっています。この二つの「生命」と「いのち」は科学的医学か、ナラティブ・ベイスト・メディスンかの問題でもありますが、皆さんの合意したところは、両者が協力しあう医療の必要が結論として語られたと感じました。

言い換えれば、皆さんは疾患治療の専門家ですから生物学的「生命」の治療なくして医療はないというのは当然です。治療して元気になって欲しいというのが正直な願いでしょう。それにもかかわらず、皆さんは各節で「精神的いのち」の質の大切さを語ってくださいました。それを支える社会システムや家族の在り方まで触れてくださいました。

私自身はチャプレンという病院付き牧師をした経験から、人は長く生きたいと思うのと同時に、苦しみのない生活を望んでいることを知らされました。苦痛だけは避けたいと多くの患者が言われたのをよく覚えています。それは精神的生活を重んじているということでしょう。精神的いのちは、実は広い概念で、苦痛がないというだけではなく、過去の過ちの清算、現在の生の充実、将来の希望をも含むものと言えます。例えば、身体的死は受け入れても、自分のことは記憶に留めておいて欲しいと願うのも、死を前にして自分の生の意味を見つけたいと願うのも精神的いのちです。

死という現実は、普段は問題にしない生の意味や存在の意義を問いかけさせてくれます。それは「いのち」への意識の覚醒と言えるかもしれません。普段から考えておくべき人生の目的や存在の意味を日常の多忙さやこの世のしがらみに縛られて等閑にしてきたことに優先順序を正す機会になります。死という危機状況が本質的問題を問い直す機会になると言えます。変わりない日常は、日常がいつまでも続くと錯覚させますし、それゆえに本質的問題を忘れさせます。つまり死は「日常」の仮面を剝がして、生の本質と向き合わせてくれます。死に向き合う時、私たちは死後どこに行くのか、自分の人生は何だったのかと問い直します。その時、死生観が自分の実存的問題になります。

東日本大震災の問いかけ

二〇一一年の九月一一日、私は岩手県宮古市に宿をとっていました。同年三月一一日午後二時四五分の巨大地震以来、テレビ、新聞で報道される被災者の姿を見て、どうしても被災地を訪れてみたいと半ば強迫感情に襲われていました。私たちと同じ国に生まれ、同じ空気を吸っている人達が苦しんでいるのに、自分だけが安全地帯にいることに罪責感を持っていました。

震災後、半年を迎えるに当たってテレビの各社は特別番組を組んでいました。仙台でも釜石でも、宮古でも一日中震災関連の放送が流され、津波の恐ろしさや被災者の窮状が流されました。

仙台市からレンタカーでひたすら宮城県気仙沼市に向かって走りました。秋の訪れた東北地方は、一面田んぼに稲穂が頭を垂れていました。自然の恵みを一杯受けた田んぼ道が続く光景は穏やかな平和な生活を思わせました。

しかし、三陸海岸の気仙沼市に入ったとたん、眼前に広がったのは、瓦礫が積み上げられた山と水に流されて壊れた車の山です。津波に流された被災地域は、すでに六ケ月が過ぎて、所々に青草が新しい芽をだしていますが、壊れた建物が痛々しく見えました。そこに立った私の胸は締め付けられ、熱い涙が流れて止められません。

ここには町があり、人々の生計が立てられていました。先祖から受け継いだ土地を守り、生業を営んで、地域を築いていました。住宅があり、公園があり、郵便局や銀行やコンビニがあり、子ども達の声が響いていたのです。

一瞬にすべてを奪い去った恐ろしい体験は生き残った人の心の中でいつまでも消えることはないでしょう。私でさえこの光景を生涯忘れることはないでしょう。私は直接の被害者ではありません。被災地を訪れた外部者であり、通りすがりの者にすぎません。被災された方の苦痛や苦悩の百万分の一さえ体験していません。ただ、通りすがりながらも、被害の大きさに心を痛め、一日でも早い復旧、復興を願う者です。

津波に壊された町や残ったコンクリートの建物を見て、私の心は動揺し、頭は真っ白になりました。その時、私の頭に突然響いたのは、「神はどこに居たのか」という問いです。人々が津波に奪われ濁流に飲み込まれ、渦と消えていった時、「神は何をしていたのか」との怒りに似た感情が湧いてきました。「神は、なぜ、手を差し伸べて助けなかったのか」。私の心の疑問は次から次に広がって止まりません。神と人に仕える務めに献身した者に問われている問いです。この問いは私一人に問われている問いではないでしょう。日本で神学を研究しようとする者がこれから何十年も掛けて、問い続ける問いになるでしょう。

今回の巨大地震と津波の被害者は死者一万五〇〇〇人を超え、行方不明者は五〇〇〇人弱、経済的被害規模は一〇〇兆円以上、精神的ダメージは曾孫の代まで限りなく繋がるでしょう

（二〇一三年三月一一日現在、死者一万五八八二人、行方不明者二六六八人、関連死認定者二三〇三人に及んでいます）。

医療、経済学、政治学、社会学、哲学、文学など、あらゆる分野の人々が、自然によって引き起こされ、人の力では防げなかった被災の傷を心に留めながら、新しい医療や新しい経済システム、社会システム、国家像、哲学、文学を創造しなくてはならないでしょう。これこそ、この三・一一で貴いいのちを奪われた人への弔いであり、同じ時代にいのちを受けた私たちの責任になると感じました。

被災された人、被災の痛みを分かち合う私たち一人ひとりは、この痛みを新たな「生と死」の在り方を考える機会へと繋げなければなりません。平穏な毎日を過ごしていたときには見えなかった人間の弱さや無知を、被災の現場を見せつけられて気付かされました。田老地区のあの防波堤は、地域の人達から万里の長城と言われ、不動のものと信じられていました。それが自然の力で脆く壊された事実を見て、科学技術の限界、力への過信を教えられました。

今後、より安全な防波堤を作る科学技術が求められて研究されていくことでしょう。心の傷を負った人々が癒される医学や医療も進められていくでしょう。

では、宗教家はどんな課題を負わされたのでしょうか。宗教は迫害時、戦争時など「生命」や「いのち」が脅かされる危機にその力を発揮して、人々に正義や平和を訴え、苦難に耐えて希望を与えてきました。今、宗教は宗派、教派を超え協力しあって、人々に仕える本来の姿に戻ることが必要でしょう。人々に仕えてこそ宗教は真に力を発揮し、人々の信頼を得るに違いないと思わされます。

津波にさらわれた娘の行方がわからない母親がテレビ・カメラの前でつぶやきました。「娘は、早く私を捜してと言っているように思う」と。この言葉が心を突き刺しました。「身体的生命」と「霊的いのち」への問いですし、広くは死生観の問題です。わが子と一緒にいられる場こそ、天国です。幼い少女は今どこにいるのでしょう。少女を捜すことで両親は、娘と一緒にいると感じるかもしれません。宗教は、今こそ、苦しむ魂に救いをもたらす死生観を届けることが求められています。

眼前の廃墟になった跡地にも、秋が巡ってきました。ススキやコスモスの花が咲いて、秋が新しいいのちを運んでいる気配を感じました。その姿は穏やかで静かな自然の姿です。猛威を振るった自然の姿は消えて沈黙していました。その沈黙がかえって残酷に思えて仕方がありませんでした。

この被災がこれで「終わり」（挙句）とならずに、新しい創造の出発（発句）となるようにと願います。

コラム1　日本人の死生観

多様な死の捉え方

明治の禅僧、原担山《はらたんざん》は、若いころ浅草観音の境内で易者をやっていた所を当時の東大総長に見出され、東京大学印度哲学の講師として招かれた。後年亡くなった総長の葬儀の導師を頼まれた担山は、排子を払って「お前らも死ぬぞ」と大音声して引導を渡したそうで、これには居並ぶ参会者も度肝を抜かれたことだろう。

私たちは生まれながら死は体内に組み込まれており、決して避けることはできない。死がどのような形でやってくるか分からない不安、愛する人や慣れ親しんだこの世からの別れの悲しみ、また肉親や親しい友人との死による別離をどう納得し、どう乗り越えてゆけばよいか、私たちの人生にとって最大の課題といえる。

以前にイランやシリア、ヨルダンなど中東の地を旅した折に、雨が少なく灼熱の砂漠の地では絶対者との契約で天国での幸せを願う一神教の成立が少し納得できた。それとは違って四季がはっきりして緑豊かな日本の風土では、自然を敬い山や川に神を見出す神道があり、その上にインドから中国を経て伝えられた仏教が被さる形で我々の死生観を形作ってきた。一方今日の日本では、死の看取りは医療者に委ねられ、私たちの目から死の現場が遠ざかって久しい。また近年の急激な高齢化社会に対応すべき終末期医療のありかたは、まだ模索の状態である。私は縁あって禅道場に入門して仏教に触れる機会を持ち、また医師として患者さんの幾つかの死を看取ってきた。それらの経験をもとに日本人の死生観を考えてみたい。

東京日暮里の禅フロンティア研修道場で、「死と禅」という重いテーマの公開講座に医師として参加したことがあるが、霊魂の存在に否定的な禅の立場と、死を看取る終末期医療とのつなぎ目が十分に論じられず、死にゆく人の心情や死生観に触れられなかったこともあり、テーマの核心に至らずに終わった。死について問われた孔子は「我未だ生を知らず、いずくんぞ死を知らん」と正直に答えているが、それほどに死を語ることは難しく、またそれぞれの立ち位置で死のとらえ方は異なってくる。

現代では死を迎える時と場所を必ずしも選べず、いのちの終わりが家族の立ち入れない病院の集中治療室になるケースは少なくない。さらに脳が機能しなくなった状態でも自然な死を迎えることは難しく、私の親しい友人は重い脳疾患のため意識不明の状態でもう六年余り生かされている。何度か病院に見舞ったが、私の呼びかけに反応はなく、気管切開と胃ろうで呼吸と栄養が管理されているが、闊達な人柄であったころの面影はまったく消えていた。死を遠ざけようとする医療従事者の職業意識と、少しでもと延命を望む家族の意志とが合わさった時、従来なかった特殊ないのちの存続が生み出されている。ちなみに我が国で行われる胃ろうのケースは英国のそれの二五倍に達するとされる。

がんを告知する覚悟

感染症をコントロールした日本は長寿社会の先頭に立ったが、その代償としてがんに罹る人が急速に増えている。その結果がんの告知が普通に行われるようになったが、なお不治の病という概念は消えてはおらず、告知を受けた患者のショックは大きなものがある。

よく言われるように「目の前が真っ白になり、病院を出てからどうして家に帰ったか分からない」というほどの衝撃である。もしこの告知を人生経験の少ない若年医師が平均余命も含めて事務的に告知したとすると患者の受けるショックはさらに大きく、いわば数ケ月後の死刑執行を宣告されたに等しい状態になる。私が若いころ留学したドイツの大学の老教授は、がんの告知と治療内容を説明する時には、必ず手を患者の太ももに置きゆっくりと話しをされた。患者は涙を流すが患者と教授とのスキンシップは患者のショックを和らげるのに役立っていたと思う。これに学んで私も患者に困難な疾患を告げる際には、患者の肩に手を置いて話すようにしてきた。

がんを告知する医師は一緒にこの困難に立ち向かうという意思がなければがんを告知する資格はないと思う。本書の第3章でも紹介する義兄は、腎がんの手術の後、他側の腎臓にもがんができ、医師の全摘出術の勧めを断り部分的な切除で数年を平穏に過ごした。しかし主治医は治らない患者には興味を失ったのか次第に冷たい対応になっていったと嘆いていた。

たしかにがんに侵された腎臓は全部を摘出するのが治療の王道であるが、煩わしい透析を避けたいと願う患者がいることを理解するケア（care）の視点があってもよいのではないだろうか。医療や介護の場面でキュア（cure）とケアという言葉によく遭遇する。二文字目のuとaの違いだけで両者の内容は違ってくるが、医師が行うcureの場面でもcareの視点で病む人に対することは必要であり、がん患者に対する優しい言葉は医師にもできるcareである。

最近終末期の医療に特化した医師が徐々に増えている明るいニュースがある。また人の悩みや死の恐怖などの心のケアができるのは宗教者であるが、従来、日本の僧侶は人の死後に始まる葬儀や法事を行う職業であり、生前の人の心に立ち入ることはなかった。しかし最近終末期の患者を支えて死を看取る僧侶の活動が注目されており、いくつかの大学でもその養成コースが開かれていると聞く。現在では黒衣の僧侶が病院に入ることにはまだ抵抗があるだろうが、いずれは患者の希望によって僧侶がベッドサイドを訪ねる時代が来ると思われる。

死の定義

また、近頃よく「心肺停止」という言葉を聞く。私が医学生の頃には耳にしなかった言葉である。心肺の停止が死のサインであることは素人にもわかるが、何故か死とは言われない。死のサインにはこれに瞳孔の拡大と反射がないことが加わるが、これを医師が確認しなければ死とは認められないのであろうか。これに関連して心肺蘇生という医療があるが、心臓の停止が五分以上続くと脳は元に戻れない変化を起こすので救命の可能性は限りなくゼロに近い。半世紀あまり前に郷里の病院でインターン生をした時、当直医と一緒の病院泊まり込みの実地修練があった。深夜に交通事故で心肺停止の状態で運ばれて来る患者には、先輩医師の指示でアドレナリンの心臓注射を行い、心臓マッサージを続けた。しかし決して心臓は鼓動せず、しばらくして先輩医師の死亡の告知で家族は泣き崩れるのが常であった。そして無駄と分かっていても私たち医療者の懸命の救命処置が家族の心の救いになることも知った。

しかし人の死の定義は状況で変わることを私たちは脳死臓器移植で経験している。脳死状態で呼吸が停止しても人工呼吸器で心肺は動く人為的な生命であるが、これを死亡とみなし拍動する心臓をはじめとする臓器を取り出す医療である。思春期の子どもの場合、脳死状態でも人工呼吸器による呼吸管理で成長を続けることが知られており、脳死を死と見なす思想は、必要な臓器のために死の定義を変えた西欧の合理主義ともいえる。当時大学の倫理委員会の一員であった私は、臓器移植法の発効で日本でも脳死臓器移植が大幅に増えると予測したが、我々日本人はこの死生観について行けず、先進国の中では脳死者からの臓器移植の率は最も低い。代わって肉親からの臓器提供を受ける生体肝移植が日本で独自に発展したことは今日見る通りである。

尊厳死の例

生かすことに特化した現在の医療では、患者をいかに安楽に最期を迎えさせるかという知恵はほとんどない。終末期の緩和医療で鎮痛剤や麻薬を十分に使用して、終末期を苦痛なく安楽に care してもらえる施設があれば、不治の病に苦しむ人々にとって最高の救いの場所になると思われる。そこで究極の緩和医療である安楽死ないしは尊厳死について考えてみたい。緩和医療でも心や体の痛みが耐えられない場合、あるいは進行性の不治の病の場合、人は生きていることに希望を見出せず死を望むが、わが国ではこの行為を医師が行った場合殺人罪に問われることは、過去のいくつかの例が示す通りである。

ちなみにオランダでは安楽死が合法化されているが、これとても最期は医療従事者の人間性に大きく依存することになる。

一方積極的な延命治療を行わないで、結果的に死期を早める方法に尊厳死がある。私の場合、妻との間で終末期にはいかなる延命治療も受けない事を互いに確認している。これに関連して二人で話すのは私たちが医学部で教わった二人の教授の対照的な最期である。ご退官の後、お二人は脳の血管障害で意識不明になられたが、お一人は日ごろから延命措置をしないよう言われていて間もなくお亡くなりになった。私たちはそれを聞いて立派なご最期であったと思った。しかしもうお一人は意思表示をされていなかったのか、意識のない状態で一〇年余り生きられた。この場合、いったん装着した人工呼吸器をはずしたり、点滴を止めることは死につながる行為になるので、医療従事者にとってもまたご家族にとってもその決断が困難だったのだろう。アメリカで何度かの裁判の後やっと生命維持装置を外すことができたカレン嬢の話は重いものがある。

先人達の死生観

西行法師は望み通りに満開の桜の下で死を迎えておられるが、現代では医療体制や家族の希望もあって必ずしも死の時と場所を選ぶことはできない。しかし少なくとも過度の延命処置は望まないという選択は出来る。私たちの祖先と同じように、動物の一員としての自然な死の迎え方である。オランダでは自分でスープを飲めなくなったら、それ以上の介入を控えるとされている。一見非情のようだがこれも一つの選択肢ではないだろうか。

点滴や胃ろうを介しての補液が苦痛を長引かすことがあり、西行法師のような理想的な死の迎え方はできないだろうが、少なくとも自身の最期のありようについては明確にしておくべきだろう。

日本人の死生観を知る重要な手掛かりに、古人の残した文芸作品がある。飛鳥・奈良朝期にもたらされた仏教は、平安時代になると日本独自の展開をみせ、文芸の面でも無常観に基づく美意識が生まれた。

私には西行法師が二度目の奥州への旅で詠まれた「年たけてまた越ゆべしと思いきや命なりけり小夜の中山」の歌の場所に立ちたい

思いが長年あり、東海道掛川駅で下車してはるか山手のこの場所を訪ねたことがある。昔は難所とされ今では茶畑に覆われた山上の道脇に建った句碑が往時をしのばせてくれた。年老いて予期せぬ東国への旅の途上で再び踏んだこの地での、まだ生かされていることの詠嘆であろう。

また同時代の鴨長明の『方丈記』にある冒頭も「行く川のながれは絶えずしてしかも本の水にあらず、よどみに浮かぶうたかたはかつ消えかつ結びて久しくとどまりたるためしなし」と命の儚さと無常を詠み上げている。

その後日本を二分した源平の争いの一大叙事詩である『平家物語』の冒頭では、「祇園精舎の鐘の声、(中略)盛者必衰の理をあらわす　おごれる人も久しからず、唯春の夜の夢のごとし」といのちの儚さと滅びゆくものへの鎮魂の言葉がまず詠われている。

本能寺に果てた織田信長の言葉、「人間五十年、下天のうちをくらぶれば夢幻のごとくなり、ひとたび生を享け滅せぬもののあるべきか」は、あの破天荒の武将にしてもこのような日本人に共通する死生観の持ち主であったことを知らされ、天下人に登りつめた豊臣秀吉の辞世の句、「露と落ち露と消えにし我が身かな、浪華の事は夢のまた夢」では、現世の栄華の虚しさが歌い上げられている。

ちなみに現代では、夢という言葉は将来の希望などの意味で用いられるが、元来わが国では夢まぼろしのように儚ないものの意味で用いられてきた。時の最高権力者が自分の人生を振り返って無常の感慨を述べた例は、おそらく西欧の王侯には見られない現象だろう。

大和心の歌

松尾芭蕉が残した『奥の細道』を始め多くの紀行文では、そのいずれにも旅の途上での死を意識した低い音を聞くことができる。なかでも『野ざらし紀行』の初めの句、「野ざらしを心に風のしむ身かな」では、野に打ち捨てられた白骨の髑髏に自己の死を重ねた心境が託され、この紀行文の終わりに近く旧友服部土芳と二〇年来の再会を詠んだ句、「命二つ中に生きたる桜哉」では散りやすい桜と一体となった二人の命への深い詠嘆がある。本居宣長が詠んだ大和心の歌のように桜花は日本人のあり方を象徴するものであり、我々日本人は現世を移ろいやすきものと見、無常を胸に秘めた世界でも稀な民族であると思われる。

脳科学から見た死

動物の中で唯一大脳皮質を発達させ、地球の支配者となった我々ヒトは、その代償として過ぎ去った過去に悩み、まだ見ぬ将来に不安を抱く心というものを持った。その結果死に対しても不安と恐怖を持つことになり、このいわば理不尽な死の解決策として宗教が生まれたといえる。お釈迦様は死について語られたことはないが、仏教もキリスト教も宗教として完成してゆく過程でひとしく地獄極楽あるいは天国の風景を描き、また輪廻転生を語って人々の不安を和らげてきた。ヨーロッパの教会の天井や壁面には必ず空に舞う天使とマリア様が描かれ、バチカンのシスティーナ礼拝堂の、ミケランジェロが描く「最後の審判」では、雄渾なキリストが閻魔大王に代わって悪行の人々を地獄に落とす大壁画となっている。当時のイタリア人たちはさぞ震えあがったことだろう。我が国でも臨終に際して阿弥陀さまに迎えに来られる有難い「阿弥陀来迎図」や、逆に地獄に追いやられ業火や飢え渇きに永劫に苦しめられる「地獄草子」など、あの世の様子を描く絵画は枚挙にいとまがない。

しかし誰も死後の世界を見て生還した人はなく、それに代わるものとして臨死体験が注目される。それらに共通するのは暗闇を抜けて光に包まれた天国に行き、キリストや阿弥陀さまなどに出会い歓喜に包まれるというものである。しかしこの体験は本当の死後の世界を示すものではなく、夢や神秘体験と同じく脳内の特殊現象であり、大脳の沈黙と旧脳といわれる大脳辺縁系の感情の場である扁桃体や記憶を司る海馬が働き、さらに幻覚を起こす脳内神経物質とによって光り輝く天国を体験したものである。また、このような脳内現象は、人が迎える自然な死に際しても起こることなのではあるまいか。心肺機能の衰えで大脳への血流と酸素供給が不十分になり、深い睡眠状態と同じく大脳辺縁系だけが働く時間が死の過程にあれば、旧脳の働きとエンドルフィンやドーパミンなどの脳内神経物質によってご先祖さまや阿弥陀様が招く輝く極楽浄土を見ることができると思われる。

仏様に救われたい

よく知られているように、仏教には自力で悟りに至る道と他力本願で浄土を願う方法とがある。禅に代表される自力本願の宗派では、長く厳しい修業の結果、不生不滅の般若心経の言葉のように、生死を表裏一体のものと観ずる悟りを得て心の平安を得る道である。生死の境の畔が切れ命の根源と一体となる境地であろう。このために行われる深い瞑想の脳科学的な観察では、呼吸に精神を集中して雑念を抑えた結果、意思決定の座である前頭葉の著明な活動と頭頂葉の沈黙とが起こり、この頭頂葉の沈黙が三次元空間の中での自己の位置を不確かなものにして宇宙との一体感、さらには大日如来やキリストとの一体感という神秘体験を生むとされる。

一方浄土教などでは阿弥陀様を頼み南無阿

弥陀仏の称名を唱えれば浄土に行けるとされている。ある年の秋、京都法然院で貫主様のゆったりとした法話をお聞きする機会があったが、夢の中のような語り口に阿弥陀様にすべてをゆだねて念仏を唱えお浄土に救われるならばこんな安心なことはないと思った。鎌倉の混乱期に飢えや戦乱によって塗炭の苦しみにある民衆を救う手段として法然上人が到達されたのが念仏であった。上人は経典も坐禅も民衆には手の届かないものであることをご存じで、究極の手段として来世を願う「南無阿弥陀仏」をすすめられた。易行とされる念仏が苦行の座禅などと共通するのは、精神の集中と単調な繰り返しであり、自力、他力と登る道は異なっていても到達点は分別の相対界から無分別の絶対界への投入である。我々ヒトの脳は与えられた刺激に対してはほぼ同じ反応をするのであろう。

自然に帰ってゆく魂

我々日本人には仏教伝来の以前から豊かに囲まれた自然を崇拝しこれに祈る姿勢がある。「山川草木悉皆成仏」と私たちを取り巻く自然に神を見出す信仰である。「何事のおはしますかをばしらねども　かたじけなさに涙こぼるる」、伊勢神宮で詠まれた西行法師の歌のように私たちは神社の境内に入っただけで自己を超えたものとしての神を感じる。これがもっとはっきりした形をとるのは熊野の那智の瀧で、垂直に落下する瀧そのものが御神体である。また奈良の三輪山や出羽三山や富士山信仰で山そのものに神様の存在を感じるように、自然の中にこそ神を実感することができる。同じように我々日本人には先祖崇拝がある。自分たちを生んだもの、それは父母だけでなく祖父母、曾祖父母と果てしなく遡る無数のご先祖様たちで、さらにはそれらを生んだ悠久の宇宙にまで広がってゆく。

これは我々の体内に組み込まれたＤＮＡのなせる技かもしれないが、この世での命が終わると、命の源の大空のご先祖様のもとに帰るという安心感がある。

平安時代の貴族は死に臨んで浄土に生まれ変わることを願い、阿弥陀様の像と自身の手を五色の糸で結んだ。東大寺大仏殿に火を放った平家の武将、平重衡は壇ノ浦で捕えられ木津川原で斬られる際に阿弥陀仏とわが手を紐で結んで浄土に生まれ変わることを願ったとされる。そのような信仰を持つ人たちは幸せであるが、現代の多くの人には確とした信仰を持つ人は少なく、また禅の修行で生死を離れた悟りの境地に至る人は稀である。肉親の死に際してあるいは自身の死を思う時、それが天国や極楽あるいは涅槃でなくても、自分を越えた大きなものに導かれ、ご先祖様たちが眠る場所に赴くという安心があってよいのではなかろうか。

京都の地は三方が山で囲まれていわば母の胎内のような環境にある。京都・大文字の夜に、私の東京の友人は夭折した御子息を送り火で送るために京都に来て僧侶とともに祈り、御子息との死別にやっと心の整理がついたそうだ。日本人なら誰しもいずれあの煙のように西の空に還ってゆくという思いに納得するのではあるまいか。私たちは死によって一切が無になることはほぼ納得しているが、一方ではご先祖様の所へ帰ること、あるいはお浄土に迎えられることを願う気持ちもあるだろう。死生観は人それぞれ多少の差異はあるだろうが、その底辺にあるのは豊かな日本の自然に囲まれた穏やかな死の願いであろう。

（本庄　巌）

第2章　高齢者医療の光と影

1　ジャパン・シンドローム……………………………小笹寧子（循環器内科医）

老老介護と認老介護

昨（二〇一〇）年、祖母が亡くなりました。九七歳でした。幼い頃、両親がアメリカのエモリー大学に留学し、家族で三年間ほどアトランタに移住しました。祖母はその時一緒について来てくれました。その頃、祖父も健在でしたが、末娘である母の頼みを断れなかったのでしょう。いつも明るくて頼りがいのある祖母が大好きだった私は、途中で祖母が日本に帰ることになった時に号泣したのをおぼろげに憶えています。祖母はトランプやゲームや風船つきをして、いつも私と遊んでくれました。アメリカに来てくれた時も七〇歳を過ぎていたと思います。祖母は太っていましたが、いわゆる洋ナシ型肥満で、小学生時代は短距離走が得意な生来のアスリートだったようです。大変朗らかな性格で、私たち家族からいつも頼りにされていました。

そんな祖母が目に見えて弱ってきたのは、九〇歳を過ぎた頃からでしょうか。骨盤筋群の筋力の衰えのためと思われますが、失禁しやすくなったというのがそもそもの始まりでした。でも、出歩かなくなるとますます骨盤筋群の筋力は低下し、脚力の衰えも進み、次第に家の中でも立ち歩くことが難しくなりました。祖母は叔父と叔母（祖母の長男と次女）と三人で暮らしていましたが、叔父と叔母も七〇歳代になってから、すっかり頼りなくなってしまいました。近年、ジャパン・シンドローム（Japan Syndrome）とも称される日本社会の高齢化の中で、老人が老人を介護する老老介護問題が指摘されていますが、高齢の叔父と叔母による祖母の介護という構図はまさに老老介護のそのものでした。

京都の私の実家から大阪の祖母の家まで、車で二時間程度かかります。大学を卒業し勤め始めてから、私が祖母の家に行くのは半年に一回程度でした。急激に弱ってきた三人に会う度に何とも不安な感じはありましたが、今から考えますと、三人の生活は日常生活が維持できるギリギリの状態だったと思います。祖母が九五歳の時、七三歳の叔父が脳梗塞で倒れました。叔父はいつの頃からか糖尿病を患っていたのです。脳梗塞の発作は二回目でした。一回目はその一〇年ほど前でしたが、その時は幸い軽い麻痺ですみました。その後はかかりつけの病院で毎週一回、自分の脳梗塞の体験談を入院患者相手にお話をするというボランティアをしていたそうです。

二回目の脳梗塞はかなり重症だったようで、退院し自宅に帰ることができなくなりました。自宅に帰っても叔父を介護できる者がいないからです。叔父は回復期リハビリテーション病院へ転院となりました。いよいよ祖母と叔母の二人暮らしが始まったわけです。叔父が入院してから、叔母はそれまで叔父の運転する車で日用品の買い物に行っていたのができなくなり、片道三〇分以上かけて祖母の車椅子を押しながら買い物に行くことになりました。その頃、叔母はまだ七〇歳になっていなかったと思いますが、実は軽い認知症を発症しており、買い物や料理も同じことしかできなくなっていました。認知症の患者が高齢者を介護する認老介護状態です。祖母のほうは、足腰は弱っていても頭はしっかりしていました。毎日同じものばかり食べさせられても、じっと我慢していたようです。

介護生活の始まり

この頃になってようやく、私の母が事態の重大さに気づきました。叔母には祖母の介護をできる能力がすでになく、祖母と二人暮らしを続けるのは無理だということです。かといって、祖母だけ私たちの家に引き取れば解決する問題ではありません。入院中の叔父と自立した生活が困難になった認知症の叔母が残されているのです。ここから母の介護生活が始まりました。

母はそれから三年間、週三〜四日、京都から大阪まで片道二時間かけて、叔父の入院している病院と祖母と叔母のいる実家に通いました。その後、祖母が老健施設に入院することになりましたが、母の負担はいっそう増加しました。母は、入院中の祖母や叔父の食事の介助や洗濯物の処理、自宅にいる叔母の食事の用意など実際の介護に加えて、病院での医師や看護師からの病状説明、介護保険についてのケアマネージャーによる面接、役場での諸手続きなど、すべてを一人でこなしていました。

当時、私はすでに実家を出て暮らしていましたが、仕事上家に帰るのは夜のため、日中がメインとなる介護の手伝いに行くことは難しく、孤軍奮闘している母の大変な様子については電話やメールで知らされていました。しかし、実際のところ、ほとんど母の介護を手伝うことはできませんでした。祖母たちの顔を見に行けたのは二ケ月に一回くらいでしょうか。時々ですが、休日の朝、母が用意したお惣菜や洗濯済みの衣服が入った大きな袋を持って大阪へ電車で出かけ、三ケ所にいる三人それぞれの顔を見て回り、お惣菜などを食べる介助をして夕方に帰宅しますと、いつもの病院の仕事以上にぐったり疲れ果てておりました。私は介護の大変さを実感しました。

こんなエピソードもあります。ある時、祖母を車椅子に乗せて、叔父の入院している病院に向かいました。祖母の入院していた老健施設と叔父の入院していた病院は歩いて十分くらいの距離でしたので、祖母を乗せた車椅子を押して行くくらいそれ程の労力ではないと思っていました。母から何度も車椅子に祖母を乗せて外出しているという話も聞いていましたので、自分にもできるだろうと思っていたのです。それに日頃から病院内で患者の車椅子を押すことも多く、車椅子の扱いには母以上に慣れているという自信も私にはありました。ところが、祖母の車椅子を押しながら施設の外に出て一分もしないうちに、予想以上に大変だということに気づきました。

病院内の平坦な床と違って、歩道はガタガタです。その地区はバリアフリーになっておらず、何度も迂回しました。とくに、横断歩道を渡りきった時、歩道の上に車輪を乗り上げることができなくなり、冷や汗が出たことを覚えています。何といっても祖母は私より体重が重く、そのため傾斜があってさらに段差がある場所では、車椅子を乗り上げるのに強い力が必要です。信号は青から赤に変わってしまい、一瞬頭が真っ白になって焦っていると、通りがかりの中年の男性がさっと手伝ってくれましたので助かりました。

祖母は何も言わなかったけれど、私の焦りは伝わったことと思います。本来なら当たり前にできるはずの横断歩道を渡ることすら難しい、そんなことを介護される側も介護する側も実感した瞬間でした。

祖母との別れ

そのような祖母の死が突然やってきました。

いつも通りの介護の日々が続いていた二月でした。その日の朝ふと五時ごろに目が覚めた私は、お弁当を作りバスに乗っていつも通り出勤していましたが、バスから降りる時に父から祖母が亡くなったとの電話が入りました。

その前日に祖母は少し嘔吐していたらしいのですが、通常どおり落ち着いて床につき大きな問題はなかったということでした。看護師さんが夜明けの見回りに行った時にはすでに息が止まっていたということです。おそらく誤嚥または痰による窒息死と考えられました。

心臓の方も年相応に弁膜に問題があると診断されていましたから、窒息後はすぐに心拍も止まってしまったのでしょう。「ピンピン元気」、とは程遠い介護が必要な状態でしたが、会いに行けばいつもと変わらずに話ができていた祖母が亡くなって、大変寂しく思いました。

ただ、祖母がいつも口癖のように「しんどいで〜、歳やから」と目をつむって言っていたのを思うと、これまでよく頑張って生きてくれていたのだと、祖母の死をすんなりと受けとめることができました。今も祖母のことを思い出しますと胸が熱くなります。一方、母はまだ大丈夫だろうと思っていた様子で、祖母が突然亡くなってしばらくは情緒不安定でしたが、祖母がよく頑張ってくれていたことに納得し、私と同じように祖母の死を受けとめることができたようです。

日本の社会システムと介護のジレンマ

祖母の死から一年後、叔父も脳出血で亡くなりました。老健施設で気分が悪くなって倒れ、救急病院に運ばれましたが、広範囲の脳出血のため脳ヘルニアを来たし、数日後に亡くなりました。一人残された叔母は、その後さらに認知症が進行して歩行能力も低下し、施設に入所しました。今も母の介護通いの日々が続いています。叔母は認知症なので、祖母・叔父の時とは違った苦労がたくさんあるようです。私も手伝わなければと思いつつ、やはり平日の日中は仕事があるのでなかなか出来ていません。

いつも思うのは、現在の日本の社会システムで、勤務医が家族の介護に当たるのはほぼ不可能だということです。大学病院の場合はさらに研究もあります。もし家族で介護が必要になった際には、大学病院を辞めなければいけなくなるでしょう。とくに女性医師の場合、男性医師と違って自分の代わりに介護にあたってくれる家人もなく、自分自身ですべてをしなければなりません。今は両親ともに元気にやってくれているので仕事に集中できていますが、この先のことを考えると不安を感じます。

日々診療しておりますと、介護に熱心な家族がいるかどうかで、患者の予後も大きく変わってくることを実感します。入院中も毎日二四時間、交代で付き添っている家族がいるかと思えば、一瞬必要物品だけを置いて立ち去る家族もいます。介護にどれだけ家族が携われるかどうかは、患者とその家族のこれまでの人間関係にもよるでしょうが、家族の仕事の状況によっては介護したくてもできないなど、いろいろな要因があると思います。

循環器疾患の患者では、退院後も日常的に体に負担をかけないよう過労を避け、毎日、野菜中心に塩分を控えた三度の食事をとってもらう必要がありますが、家族のサポートがないことには食事療法の実践は非常に困難です。三食とも自炊するのは大変なことですし、販売品では塩分制限が守れません。宅配の病院食も地域によっては利用できますが、限界があります。毎日、塩分の量に気を配りながら、美味しく食べられるように配慮して料理を用意される介護に熱心な家族に出会うと感銘し、自分だったらここまで出来るだろうかと考え込んでしまいます。

以前、当時四天王寺大学の奈倉道隆さんの講演を聞いて、インド伝統医学アーユルヴェーダの考え方として、「薬物・医師・患者・介護者は医療の要素なり」(スシュルタ・サンヒターの総論)という言葉が伝えられていることを知りました。介護者が医療の要素であることがすでに三〇〇〇年も前に認識されていたということです(「環境と健康」21-2、一六四〜一六九頁、二〇〇八年)。

介護には単に身体面のサポートだけでなく心理的サポートも重要です。

核家族化に加え女性も仕事を持つようになるなかで、わが国では高齢化がさらに進み、介護老人に対して社会全体としてどこまで充実した介護ができるようになるのか大きな課題であると思います。これまでのように、介護の主な担い手は女性の親族という従来の日本の常識は通用しない時代になってきています。子育てと同じで、男性も女性同様に介護に関わらなければならない時代です。また介護負担をできるだけ軽くするためには、患者自身も積極的に治療に取り組むこと、運動や食事など自己管理を心掛けることが社会の一人ひとりに求められているでしょう。

死を否定するだけで生き方を見直そうとしない患者は多くいます。「薬物・医師・患者・介護者は医療の要素なり」の「患者」についてです。加齢・病・死は、人間にとって避けられないものであり、現在の医学・医療は人間の死を永遠に食いとめることは決して出来ないのだということをはっきり認識した上で、各人が一日一日を大切に生き切る心構えを持てば、より健やかに過ごせるでしょう。また、死を受けとめることも素直にできはしないでしょうか。

2　介護と家族問題……………………上田公介（泌尿器科医）

子どもを構う大人の減少

小笹さんによるご自身の老人介護問題を読んで、どうして日本はこのようなことになったのかを自分なりに考察しました。また、より人間らしく最期を迎えるにはどのような介護が必要であるかも考えてみました。

ちょっと昔、今でも田舎では、大家族が普通でした。爺さん婆さんに、父母、それに子どもなどが同居しており、「わいわいがやがや」やっておりました。そこでは孤独死というものもなく、それぞれがお互いを尊重し、助け合っていたような気がします。

誰かが病気をすれば誰かが介護をし、最期は家庭で見守っていたのでした。そこには家族愛というものがあり、死というものも特別なものではなく身近なものだったのです。ですから、かえって生きるということが強調されたのです。子どもの頃に可愛がってくれたお爺ちゃんやお婆ちゃんの死に対面して、生命というものを直接学んでいたような気がします。

戦後の高度成長が始まり、アメリカの影響を受けてから、急速に個人主義が広がりました。愛知県で子どもや孫は家を出て行ってしまい、残された爺さん婆さんは途方にくれています。

流されているテレビのコマーシャルでは、孫娘が家に帰ってきて、答案用紙を見せながら「おとーさん、おかーさん」と呼んでも家に誰もはいない。しかたがないので、お仏壇に向かって「おばあちゃん、これ」と言って、一〇〇点満点の答案用紙を見せるのです。おばあちゃん子であったことがよく分かります。子どもは老人と同じように寂しいのです。家に帰れば誰かがいると思うだけで心強くなります。

自分もある事情で母方の実家に下宿しておりました。

一番可愛がってくれたお爺ちゃんは早く脳溢血で亡くなり、裏座敷でお婆ちゃんと一緒に住んでいました。お婆ちゃんは膵臓がんとなり、亡くなる直前まで一緒に寝ておりましたが、痛い、苦しいとは一言も言いませんでした。お婆ちゃんはとても素敵な人で、美人で頭が良くていろんなことを教えてくれ、私が中学生の多感な時期に可愛がってくれました。叔父や叔母も仕事で忙しく、あまり構ってくれませんでしたが、それなりに楽しい中学時代でした。不良の叔父がたまに悪い遊びを教えてくれました。実家が米屋でお金持ちだったのです。お婆ちゃんにはいかに死ぬかということを教えてもらいました。

独居老人の寂しさ

しかし、日本が核家族化していくことによって様々な問題がでてきました。小家族ということは一見気楽ではありますが、何かことが起こると大変です。たとえば老人は夫婦二人が揃っておればまだましなのですが、独居老人となっていることが多いのです。

ここ名古屋市千種区はとくに独居老人が多いのです。そのため孤独死が多くみられます。あのアパートやマンションに住んでいた独居老人が亡くなったということは毎日のようにあります。それも亡くなってから何日もたってから発見されるのです。息子や娘が同居しておればこんなことはありませんが。とくに都会の独居老人ほど寂しいものはありません。

また息子や娘も自分たちの生活に追われ、親の面倒をみる余裕もなく、まして、爺さん婆さんの面倒などとてもみることができません。

ひるがえって、自分は介護する爺さん婆さんはとっくの昔に亡くなっており、父母に対して介護らしきものをしました。まず父は米寿の歳に突然脳出血で倒れ、半身麻痺となりました。その後、村にある特別養護介護施設に入れてもらいました。自分は名古屋から毎週末に実家へ帰り、母親の相手をしながら老人ホームに通っていましたが、名古屋へ連れて帰ってきませんでした。父は「お前達にはそれぞれの生活がある。それほどこちらへは来なくて良い」と、とくに遠い広島に住んでいる妹には話しておりました。最期は肺炎で亡くなりましたが、父は「自分の一生は幸せだった。悔いはない」とも妹に話していました。その後、母も倒れ、また同じ老人ホームでお世話になりましたが、母親は口が悪く「あー、息子には姨捨山《うばすてやま》に捨てられることになった」と親戚に話していました。母親としては精一杯の抵抗であったようです。

母の口癖は「寂しい、寂しい」で、家に一人でいるのが何よりつらかったようです。それだけ父は母のことを良く面倒をみていたのでした。父が亡くなると、とくにその思いが強く、毎週実家に帰った自分をつかまえては「お前が泊まってくれると安心して熟睡できる」と言ってくれました。

母親は自分をいつも傍に置いておきたかったのでしょう。でもそれは不可能でした。結局母も老人ホームで亡くなりました。父と同じ肺炎でした。母は父が亡くなると生きる意欲もなくなり、「息をするのもめんどうくさい」と言っていました。

核家族化した日本では孤独死が珍しくなくなっています。また個人主義が強くなり、他人を思いやる優しい気持ちが希薄になったような気がします。すぐ切れるのは子どもだけではなく老人も多いのです。やりようのないいらだちをどこにもぶつけることができず、突然暴走してしまいます。彼らは寂しいのです。このような老人達は病院をサロン化しています。また病気のことだけではなく自分の周りのことを長々と話していきます。暗い田舎での一人暮らしも寂しいが、都会の独居老人ももっと寂しい。美しい日本の景色や自然と一体となった暮らしの調和。そのようなものが失われて行くことに無情の悲しさを感じるのは自分だけでしょうか。

考えてみれば、こんな狭い日本ではたった二、三人の家族のために一戸建て住宅が必要でしょうか。それも若い頃から一生ローンを背負っていく。ローンを払い終わった頃には老人になっており、その家に住むこともできない。

近頃、政府が二世代住宅や三世代住宅にも補助金を使いはじめました。そうすれば一生ローン地獄になることもない。家も子どもから孫へ、そしてひ孫へと受け継がれる。そこには家族愛も生まれ、介護も自分達で行い、最期は病院や老人ホームにお願いすることはあっても、自分達が責任を持って生きていくということはどうすることなのかを学ぶことになる。

人間は一人では生きていくことはできません。誰かの助けが必要なのです。それもロボットでは何ともなりません。血の通った人間同士が助け合うからこそ未来へといのちが引き継がれるのです。福島の避難所では大変な不都合に囲まれながらも大勢で過ごす方がいいと話す老人も多かったと聞きます。人間はやはり多くの人に囲まれながら生きていくのが本来の姿のような気がします。

3 最期の場所……………………………本庄　巌（耳鼻咽喉科医）

孤独死

「どこから来ましたか」という問いがあります。

難しい質問です。京都から来ましたでは駄目でしょうし、お母さんのお腹からという答えも駄目なようです。では「どこへ行くのですか」という問いはどうでしょうか。これも難しい質問です。「只今《しこん》」という言葉があります。今日ただ今の「いのち」の大切さを教える言葉なのでしょう。

東京、鶯谷から少し歩いた根岸の里に子規庵があります。正岡子規が最期を迎えた質素な住まいです。ご存じのように彼は結核という当時の不治の病に罹るのですが、第１章でも述べたように母親と妹律の献身的な介護を受け、さらには友人や弟子たちの寝ずの番の看取りさえ受けています。このような手厚いケアはもちろん子規の非凡な才能と人柄によるのでしょうが、明治の頃ではさほど珍しいことではなかったのでしょう。

いっぽう現代では最期の場所は病院か施設のベッドの上、あるいは孤独死であり、畳の上で生を全うすることは難しくなりました。私たちは生まれる時は平等に助産師さんか産科医の手でこの世に出てきたのですが、生の終わりは人それぞれ千差万別で、自ら選択できる余地は少ないようです。

しかし私たちが一番望む最期の場所はやはり自宅でしょう。私自身もできればわが家で最期を迎えたいのです。妻や子どもたちに囲まれてわが家のベッドで息を引きとりたいのです。しかしこれには私が一番先に死ぬことなどいくつかの条件が揃わなくてはなりません。

老後を迎える準備として自宅をバリアフリーに大改造した友人は、まもなく肺がんのため病院で亡くなりました。また私の家内の母親は自宅にいたかったのですが、息子夫婦との折り合いが悪く介護施設に入りました。一年余りの間、週に二度家内と施設通いをしましたが、次第に私たちを認識できなくなり、施設のベッドで亡くなりました。

約四〇年前の一九七〇年代、ドイツの地方都市に住んでいたころ、夕方のマイン河畔はお年寄りの散歩道でした。夕陽を受けお婆さんたちが互いに支えあってゆっくりと歩いていました。お年寄りはそれぞれ一人でアパートに住んでいてヨーロッパがすでに独居老人の国になっていることを知りました。孤独に耐えるドイツの老人の強靭な精神に敬服すると同時に日本の家族の支え合いに誇りと安堵をもっていたのですが、それから一世代三〇年という短期間で日本もそのような状態になっていたのです。

この一つの要因は、日本人の寿命が年々伸びてきたことでしょう。誰しも長寿は望むところですが、代償として独居老人を生むことになります。私が住んでいる京都市左京区は老人の住みやすい街なのか、昼間の市バスの乗客は私を含め老人が多く、また近くのスーパーは手押し車の独居老人と思われる人たちをよく見かけます。

いま一つの要因は私たちが先の東京オリンピック（一九六四年）の頃から豊かな生活を求め、経済優先の社会を容認したことでしょう。都市集中型の雇用は人の流れを大きく変え、核家族化は避けることのできない結果でした。都会のアパートという生活環境で配偶者が亡くなれば独居老人となり、場合によっては孤独死につながります。

さらにいま何故か結婚しない男女が増えています。私のまわりにも適齢期を過ぎた男女が何人もいます。女性の経済的な自立や男女ともに束縛のない生活への志向など原因は多岐にわたるようですが、日本人の生涯未婚率は二〇二〇年には男性で約三〇％、女性では約一七％だそうです（内閣府ホームページ 二〇一一年一二月一日より）。やがてこれらの人たちも独居老人となるでしょう。

しかし独居老人というと何かマイナスのイメージですが、一人で生き生きと生活をしているお年寄りも少なくありません。なかでも女性は活動的です。私の診療所にも近くの水泳教室に通う女性が耳に水が入ったなどと患者として来られます。いずれも六〇歳代から七〇歳代の人達です。女性はスポーツや趣味のサークルに入り友人との交流を楽しみ、配偶者を亡くしてからが本当の人生という方もいます。それに比べ仕事だけが生きがいの男性は孤独になりがちで、自宅に引きこもると孤独死の機会がふえるのではないでしょうか。もっと社会とのつながりを求めて家を出てはどうでしょう。そば打ち、俳句、社交ダンス、ハイキングとなんでもあるようです。幸い私は定年後に友人の勧めで幾つかの会に所属するようになり、おかげで友人が随分増えました。このような会では皆が平等で、強い連帯感と会員相互の交流は素晴らしいものがあります。

いかなる時も平気で生きること

再び子規庵に戻ってテーマを少し変えます。以前ここを訪ねたとき子規の命日の糸瓜忌に当たっていて、世話役の方と子規の話をするうちに私が医者だということが分かり、「子規が痛みのたびに飲んだ薬は麻薬ではなかったのでしょうか」と聞かれました。子規の著書『仰臥漫録』や『病床六尺』などでほぼ事情を知っていましたので、「たぶん麻薬だと思います」と答えると納得しておられました。子規は激痛を凌ぐために「麻痺薬」を常用していたようです。明治の時代は今ほど麻薬に対して過剰な反応をしていなかったのでしょう。

麻薬といえば中国のアヘン窟の写真を見たことがあります。目が落ち窪んで極度にやせた男たちがベッドに横になっていて、アヘンは習慣性の強い麻薬で一度吸い始めると体は次第にぼろぼろになると教えられていたので怖いものを見たという感じでした。しかし不治の病を宣告されて絶望している人、末期がんで耐えがたい痛みに苦しむ人、これら不幸のただなかにある人々にとって、もしこのような場所があるとすれば病院よりもお寺や教会よりも、苦しみからの解放の場所になるのではないでしょうか。

このような極端な仮定をしたのは、現在の緩和医療がまだ不十分で、麻薬の使用に及び腰の感があるからです。広島で原爆に被爆した人々が苦しみの中で水を求めた話をよく聞きますが、死期を早めるとして水は与えられなかったそうです。安らかな死という観点からは残念なことです。肉体的な苦痛は人としての尊厳を失わせることになり、最期の場所にはこの薬剤が手の届くところにあってほしいものです。

子規が最期に述べた言葉は印象的です。「悟りという事は如何なる場合にも平気で死ぬる事かと思って居たのは間違いで、悟りという事は如何なる場合にも平気で生きている事であった」。激痛を抑えつつ生き続けるという悟りに達した子規は、「只今」という「いのち」の境地を私たちに示してくれたようです。

4　豊饒の晩秋と厳寒の冬を味わいたい……………………中井吉英（心療内科医）

母の物語

心療内科医になり出会った患者のなかで、一番若い方は二歳半の男の子（円形性脱毛症）です。最も年配の方は九二歳の女性（慢性疼痛症、関節リウマチ）でした。まさに、生老病死に関わる幅広い世代の患者に出会ってきました。

ところが、大学病院から市中の病院に移り、高齢者患者の受診する頻度が高くなりました。

私も前期高齢者になったせいでしょうか。ようやく老年期の心理や身体が分かるようになりました。今まで理解はしていたのですが、本当は分かっていなかったのです。それを教えてくれたのは、二〇一〇年三月、九一歳で他界した母でした。

母は、私たち夫婦、子どもたちと同居していました。九〇歳の誕生日を迎えるまで、朝から小一時間かけて新聞を読み、「文藝春秋」を愛読するほど元気で暮らしていました。二〇〇九（平成二一）年二月二日早朝に突然腹痛を訴えたのがきっかけで、入院、手術、自宅療養を繰り返し、最期は私の勤務先の病院で、なんの苦しみもなく家族に見守られながら安らかに息を引き取りました。

生前の母は八五歳を超えた頃より、「なんでこんなに長生きせんとあかんね。なんではよう、お迎えがきいひんのやろう。こんな年になって、生き恥をさらしとうない」というのが口癖でした。それでいて、少し体調が優れないと、「しんどい。もう私はあかんえ」と訴えました。

母は五人兄妹の長女だったものですから、甘えることが苦手でした。私への甘えを身体の症状を訴えることでしか表現できないのです。そんな時、必ずていねいに診察します。「お母さん、脈もええし、心臓の音もええよ。血圧も正常やし、きっと夏の疲れが出たんやわ」、「そうか、そうかも知れへんな」といって安心し、半年は元気に過ごすのです。母に一度、「お母さん、人間には天命があるよ。こんなに長生きしているのにも、きっと意味があると思うよ」と話すと、「こんな年寄りに、そんな意味なんかあるもんですか！」と母は言い返します。「いや、お母さんが長生きしてくれることで、僕たちや孫たちに、老いるということはどのようなことなんか、そや、生老病死を見せて欲しい」と偉そうに話したものです。

入院してから、母の幼かったころからの思い出を聴くことにしました。母の両親、私の父、私の子ども時代、幸せだったことや悲しく辛かったこと……。母の生きてきた意味やナラティブを知りたかったのです。聴いているうちに驚きました。私の知らなかった母や私たちの物語が語られていくのですから。

亡くなる数週間前より心に染み入る言葉を遺してくれました。診療の合間に、母の病室を訪ねますと、「あんた可愛いな、可愛いな、大好きや」、「本当にあんたを生んでよかった」。いくつになっても母にとって私は子どもなのです。診療の終わった後、疲れた顔で病室に行きますと、「疲れたらあかんえ。無理せんようにな」と。

幼いころより病弱だった私を、母は自分の命をかけ育ててくれました。いまさらながら何も恩返しのできなかった自分に思い至るのです。このような時に、親鸞聖人の、「一切の有情はみなもて世々生々の父母兄弟なり」の歎異抄の言葉を思い出し母に手を合わせるのでした。そして、母の言葉を聴きながら、癒され支えられているのは私であることに気づいたのです。

高齢者医療において最も大切なことは、「聴くこと」と「触れること」です。

心に残る体験談

最近、八〇歳代の三人の男性患者から戦時中の話を聴き驚きました。一人目は激戦地であったレイテ島の生き残りです。大岡昇平の『野火』と同じことが語られたのです。二人目は、ガダルカナル海戦の駆逐艦の機関士をしていた海軍兵士でした。魚雷が命中し、彼ひとりが生き残ったそうです。機関士ですから船底で作業をしています。真っ暗な中、外に脱出しなければ死んでしまいます。もうだめだと思った時、すでに亡くなっているお母さんが自分の名を呼びながら現れました。「こっちへおいで、こっちへおいで」と呼ぶ母の声を頼りに進んで行きますと、船外に逃れることができ、唯一人生き残ったのです。故郷の広島に帰還した時も、上司に呉行きを命ぜられ、その翌日に原爆の投下により、家族と親戚はすべて亡くなり彼ひとりが生き残ったのです。

最後のひとりは、回天人間魚雷の出撃訓練を受ける最中に、訓練兵全員が上官に木刀で背中を叩かれる罰を受け、本人だけが打たれどころが悪かったため立てなくなって入院となり、結局、彼ひとり生き残ったということでした。このような話は家族にも他人にもしたことがなかったそうです。

三人は目を輝かせて話されます。歴史の生の体験談であるとともに彼らのナラティブです。私にとっては、とっておきの宝物をいただいたようなものです。それは傾聴の中で医師患者関係が深まっていくプロセスでもあるのです。

外科入院中の七〇歳代の女性患者の診療依頼がありました。倦怠感と食欲がなくなり手術を拒否しているということです。一通り内科の診察をしながら、胸背部の手術の痕が目にとまりました。一五年前に結核に罹患し手術を受けたそうです。

脈を診るため彼女の手を握っていると、「先生の手、ふんわりして温かいねえ。亡くなった主人の手の感触にそっくり」、「そんなによく手を握ってもらったのですか」、「肺の手術の時には、主人がベッドの側で、いつも私の手を握っていてくれたんです。だから安心して手術を受けられたのです。いまは握ってくれる人が誰もいない……」、「ひとり息子さんがおられるでしょう」、「お母さんは気が小さい。もっとしっかりした気持ちを持てと、息子は叱咤激励するばかり……」。

「ああ、あなたは手術が近づいて不安が強くなっているのに、誰も手を握って安心させてくれる人がいないのですね」、「はい、もう不安が強くなるばかりで。主人がいてくれたら……」、「そうだったんですね。それじゃ今日から、私がご主人の代わりに手を握ってあげましょうね」。急に彼女は涙ぐみ、「先生、ありがとう」と言って表情が穏やかになり笑顔が蘇ってきました。

それから毎日、診療の合間に外科病棟に行ってベッドの傍らに座り、彼女の手を握りながら、亡くなった伴侶のことを聴くことにしました。彼女は目を閉じながら、夫と過ごした時間を思い出しているようです。その気持ちが、彼女の暖かな手の感触からわかります。彼女のナラティブが手から伝わってくるようでした。病棟のナースもベッドサイドに行き、彼女の手を握ってくれるようになりました。たくさんの人の手の温もりに支えられ、安心して手術を受けることができたのです。

価値の変遷と人生の四季

明治以降の生産力至上主義、現代日本の効率性と成果主義の社会において、若者は消費生活を追求し、子どもはテレビやゲーム、パソコンといった物質に浸され育っています。家の中で老人の居る場所は失われました。子どもや老人は生産力には程遠い存在です。近代化は青年と壮年中心の価値観や視点に支配されるようになりました。子どもや老人の人生に対する視点や老いの意味は退けられてきたのです。しかし、まだしも、子どもは未来の財産であり生産の担い手になるわけですから、老人とは価値の置き方がちがいます。

厚生省（現厚生労働省）の生命表によりますと、一八九九〜一九〇二年の日本人の平均寿命は、男四三・九七歳、女四四・八五歳です。江戸時代前期では、日本人の平均寿命は三〇歳後半といわれています。わが国を含む先進国の寿命が延びたのは一九七〇年代以降です。一九〇〇年代前半には、更年期も老年期もなかったと言えます。医学の発展、衛生環境の整備、食生活など様々な理由により、わが国の平均寿命は急速に延び、多くの男女が更年期、老年期を迎えることになったのです。

ライフサイクルの視点から考えて、現在に生きる私たちの人生を四季にたとえますと、従来は春と夏そして初秋だけの人生だったのですが、晩秋や冬を生きるようになったのです。秋と冬がないと春と夏だけでは四季が完結できません。豊饒の秋、厳寒の底にいのちが満ちあふれている冬。二つの四季を現代に生きる者は味わうことができる特権を得たと考えたいのです。豊かな晩秋と冬を味わえる家族・社会・環境システム、それらを実現するための視座の転換が必要ではないでしょうか。

私は母と同居してほんとうに良かったと思います。老人との関わりの大切さは、三人の連歌師も詠っておられます。それを母は身をもって教えてくれました。母が亡くなってから、より身近な存在になりました。生者は死者により支えられているのです。こうして支えられてきた私は、医師としてようやく高齢者の患者を心底から支える資格ができたように思います。

5　いのちに寄り添う介護……………………奈倉道隆（宗教者）

療病院と呼ばれた寺院

連歌になぞらえて詠むこの章をふりかえってみます。

発句（第1節）は小笹さんの「ジャパン・シンドローム」。第二句（第2節）は上田さんの「介護と家族問題」。第三句（第3節）は本庄さんの「最期の場所」。そして第四句（第4節）は中井さんの「豊饒の晩秋と厳寒の冬を味わいたい」でした。この流れに耳を傾け、とくに「厳寒の冬」に思いを馳せつつ、「いのちに寄り添う介護」という題で本節の挙句を詠みたいと思います。

本書では、挙句を宗教家に託すことになっていますが、私は一介の仏教者にすぎず、坊（寺）に住んでもいないので坊主と呼んでももらえない身です。宗教家とはいえないでしょうが、僧もいろいろ、僧医とか、看病僧とか呼ばれた先輩がいました。及ばずながら私も、医師・介護福祉士の免許を活かして医療や介護の奉仕をしています。僧医、看病僧と認めていただければ光栄です。

一四〇〇年前、聖徳太子が建てられた四天王寺の中には、療病院・施薬院・悲田院・敬田院という医療や福祉の寺院がありました。仏教は生老病死の苦をのり越える道ですから、医療や福祉を実践するのは当たり前です。これをしない現代の寺に違和感があります。かつて京大病院の老年科に勤務していた頃、私が僧籍を持っていることを知った人から「どちらのお寺さんです?」と尋ねられました。「京大病院です」と申しますと「お寺の名前ですよ」といわれます。「はい、病院はもともと療病院とよばれる寺院でした。明治以後『療』の字を省いて病院としました。京大病院は私が医療奉仕するお寺です」と申し上げました。世間で「医者と坊主」と、セットで呼ばれたりしますが、これも故あることかもしれません。

平安時代には「無常院」と呼ばれるホスピスも作られました。そこには僧医も看病僧もチャプレン僧もいたと思います。「厳寒の冬」を生き抜いた果てに、仏の慈悲に暖かく包まれてお浄土へ旅立っていく療病院の一種であったとみてよいでしょう。終末期の苦悩を取り除く知恵は、苦悩にとらわれないこと、不安を和らげることです。諸行無常を説く仏教では、ものごとに執着したり、とりこし苦労したりすることは虚しい事と考えます。このことに気づけるように支援します。今の苦悩がいつまでも続くことはなく、移り変わっていくものと達観できれば、ストレスは和らぎます。念仏も題目も真言も、一心に唱えれば、柔軟なこころになります。インドでは仏教が成立するはるか前から、アーユルヴェーダと呼ばれる心身医学が発達していました。これが仏教にとりいれられています。このような仏教を、宗教とみるだけではなく、厳寒を乗り切る知恵としても活用したいものです。

医師や薬だけで医療は成り立たない

第1節で発句を詠まれた小笹さんは、古代から伝わるアーユルヴェーダのテキストの「薬物・医師・患者・介護者は、医療の要素なり」という一文を紹介してくださいました。医師や薬物の重要性は言うまでもありませんが、患者（本人）が主体的に元気になろうとする努力も医療の推進力、大切な要素です。そしてその患者の環境を整えたり、生活の支援をしたりする介護も、不可欠な要素です。現代の医療は薬や医師の技術などで病気を治そうとしますが、本人の治りたい意欲を高めたり、介護を充実したりすることにも努めたいと思います。

とくに老化が生活機能の低下をもたらす高齢期には、医療による疾病の治療だけでなく、本人自ら生命力を高めようとする努力と介護者による生活支援が重要となります。医療と介護それぞれの特色を述べますと、医療は薬物や医療技術によって、身体や精神に介入し、健康状態をよくしようとします。それに対して介護は、あるがままのその人の人格と、その人の生き方を尊重しつつ、よりよく生活できるように支援します。そのため、本人を「患者」とみなさないで「生活者」と呼び、本人がもっている能力をできるだけ活用して生活の質を高めます。そして環境を整えます。環境で一番大切なのはその人を取り巻く人間関係、特にその人がどんなに弱っても生きがいを持って生きてほしいと願って寄り添う温かい人間関係です。介護は医療と似ていますが、本質的な違いがあります。「厳寒の冬」には、医療だけでなく介護も重要となります。

アーユルヴェーダがそうであるように、日本の伝統的医療においても医療と介護とが一体化していました。そのおかげで機械論的人間観の医療、つまり「人間を臓器が集まった精巧な機械とみなし、病気はその故障、これを修復するのが医療」という考え方には陥らないできました。残念ですが今はそうではなくなりつつあります。科学技術の発展で機械のように観ざるを得ない面もあります。そうであるなら、医療から独立した介護福祉が、独自性を保ちつつ医療と連携して人間的な総合ケアができるようにしなければなりません。及ばずながら私は七五歳で一度退職しましたが、再び大学に復帰して、七九歳まで介護福祉の構築に微力を投じてきました。

介護の世界では、いまその担い手が問題となっています。

介護の社会化と家族の役割

第二句（第2節）「介護と家族問題」を詠まれた上田さんは、核家族化がすすんで、家族介護が困難となり、孤独死も多くなったことを提起されました。大家族制の復活も必要と論じておられます。これも大切な考え方です。しかし人口の高齢化が先進した北欧などでは、介護の社会化を進めて解決をはかっています。社会化の具体像はのちに述べますが、すべてを社会化するのではなく、精神的支援は親族の役割とされています。つまり老後生活には、「お金」、「介護」、「精神的支援」が必要ですが、「お金は年金により、介護は社会化された介護により、精神的支援は親族との交流により」という組み合わせで高齢社会に臨んでいます。現在の日本では介護の多くの面と精神的支援を少人数の家族が担い、それが重荷となって家族問題が生じているように思います。

デンマークの家庭は、ほとんど核家族ですが、私が留学した時に訪問した老夫妻は、三階建ての住宅の一階に住み、二階と三階を核家族生活をする孫に貸していました。私が行くと電話で「日本から客が来たが来ないか」と誘っていました。「忙しいから駄目だ」と断られたようです。老夫妻は「介護が必要になればホームヘルパーにきてもらうが、一人暮らしになったら寂しいから親族の交流は大切だ」と言っていました。核家族生活をして個人の自由を重視しながら、大家族の連帯感をも取り入れようとする「生活の知恵」が感じられました。またある若い家族の家では、「母親は元気だが、一人暮らしだから毎週訪ねている。今日は行く日だから車で一緒に行こうか」とさそってくれました。一時間かかりました。訪問するとコーヒーで歓迎をうけました。ところが、一〇分ほど話をしたら、「帰ろう」というのです。「毎晩電話をしているから話すことがないよ」と笑っていました。用はなくとも出会って親愛の情を交わすのが親族のあり方のようです。忙しくとも毎週通っているのには感心しました。

介護は、人類が家族を形成して以来、自発的に家族相互の助け合いとして営まれてきたと思われます。弱った人を元気な家族が世話してお互いにできるだけ健やかに生きようとする生活の知恵です。寿命が長くなった今日では、介護が長期間必要な人もでてきます。また、家族の一人ひとりが、社会的役割を持ったり、常時家庭にとどまれなくなったりしています。そのため介護の社会化がすすめられましたが、それは家族に代わって誰かが介護すればいいというものではありません。社会が制度を設けて、「介護を必要とする人を必要度に応じて支援すること、費用負担も公平にすること、介護者は社会が承認する能力を備えた有資格者であること」というように限定されます。そして、家庭介護が家族関係の上に成り立つ自発的な介護であるのに対して、介護福祉は社会関係の上に立つ契約による介護という違いがあります。したがって、家族にはできない専門的な援助が可能である半面、家族なら気軽に聞いてもらえるような希望が、規則などに妨げられて応じてもらえないという制約も生じます。ということは、介護福祉が充実してもそれですべてをカバーできるようにはならないので、これを補うボランタリーな支援も必要です。

とくに終末期では、家族との触れ合いが大切です。医療は病に寄り添い、介護はいのちに寄り添います。からだもこころもひとつになっている「いのち」を、この世の最期を迎える時は、その人がその人らしく、生を縮めることも死を引き延ばすこともせず、人生を全うしていただけるように介護で支援します。

本庄さんが詠まれた第三句「最期の場所」には、この大切な時を我が家で迎えられるようにと提言されています。これを希望する人は多く、二〇世紀の中ごろまでは、死が間近となると入院患者が希望退院するという風習もありました。

最期は家庭を望んだ入院患者

三〇年余り前ですが、京大病院老年科の当直をしていた夜、他の医師が受け持つ患者さんから呼ばれました。もう死も間近と思われる方でした。「先生、一生のお願い、いますぐに家に帰らせてください。明日では遅いのです」といわれます。本当にそうかもしれないと直感し、何とか退院させられないものかと思いました。しかし真夜中に他の医師が担当する患者を退院させるということは、とても関係者の了解が得られることではないと考え、患者さんに「ごめんなさい、それはとてもできないことなので明日の朝まで待ってください。一生の願いが聞けなくて申し訳ありません」といいました。「やはりだめですか、無理なことを言ってすみませんでした」とささやくような声で言われました。

これが最後の対話となり、間もなく昏睡し、旅立っていかれました。在宅ケアの態勢を整えられたら、もう少し早く退院してもらえたのにと、悔やまれました。現在は在宅ケアによる看取りが、制度的には可能となりました。しかし終末期に病院医療から在宅ケアに移すことが容易でなく、退院の時期を失することが多いようです。終末期医療は、介護との協働が必要です。病院では医療が中心、家庭では介護が中心となります。その切り替えが難しいように思います。

老年の秋の収穫、厳冬の心をなごます

当節は、中井さんが詠まれた第四句「豊饒の晩秋と厳寒の冬を味わいたい」からスタートして、厳寒の冬の思いを綴ってきました。最後に、豊饒の晩秋を探索させていただきます。

老年期は人生の秋です。〇歳から三〇歳までが成長の春、三一歳から六〇歳までが働き盛りの夏です。そして六一歳から九〇歳までが実りの秋、九一歳から一二〇歳までが厳しい冬と考えてもよいでしょう。

秋は木の葉が枯れて実がなるように、身体には衰えが現れますが、精神は円熟していきます。知能には流動性知能と結晶性知能とがあり、記憶や機械的な判断をする流動性知能は低下

しますが、物事を総合的に判断したり、ものの本質を洞察したりする結晶性知能は深化します。八〇歳過ぎても発達する人が少なくありません。

認知症は知能の低下がみられるといわれますが、主として記憶や見当識といった流動性知能の低下です。結晶性知能は発病後も何年か維持されますし、創造的な仕事をする人ではいったん少なくなった脳細胞が増えるのではないかと観る研究者もあります。機能が活性化し、よく保たれることはたしかに認められます。認知症があってもなくても、希望を持って円熟の時期を生きていきたいものです。知性もさることながら感性はたしかに深まります。もののあわれを知り、侘びやさびが感じられるようになります。精神は生涯発達します。

二〇〇三年にオーストラリアの元高官クリスチーン・ブライデンさんが日本に来られました。八年前に若年認知症の診断を受け、二年ほど落ち込んだ生活でしたが、この病と共に生きる人の心の世界を知ってもらおうと、講演活動を始めた人です。記憶や見当識の障害は顕著ですが、夫のポールさんと一緒にいる限り、心は落ち着き、日本の秋の情緒を楽しみながら講演したり高齢者施設を訪問したりしておられました。その模様がＮＨＫの「クローズアップ現代」で放映されましたが、その中で、過去も未来もわからなくなった自分には「いま」があるだけ、お庭を見て、美しいと思う今が最上の喜びと語っておられました。あと数年はこの生活が続けられるだろうと医師からいわれているとのことでした。彼女の活動がきっかけで、認知症をもつ「人」への理解が進み、その人がその人として生きるのを、寄り添って支援することの大切さが認識されてきました。

晩秋はもとより、厳寒の冬を生きる人にも、秋の収穫は心の糧となります。たとえ支援が必要になっても、これをよりどころとして心豊かに生きることができます。かぎりあるいのちですが、一日一日を深めて生きていきたいと願っています。

コラム2　健やかに生きるために──高齢者の健康・介護・看護

人生の「本生」を健やかに生きる

「健康は病気がないこと」というのが、かつての常識でした。しかし、医学が発達し、詳しく調べると誰にでも、何らかの病気や病気らしいものが見つかるようになりました。それで体調が悪くなっているかといえば、そうとは限りません。また、明らかに病気があっても、病気と共に健やかに生きている人もたくさんおられます。人は素晴らしい生き物で、病気と対抗しながら生きる力を持っています。

でも、対抗する力以上の力を病気が持ったときは、悪化します。このようなときは、早く見つけて治療するのが賢明です。健康管理はそのためです。目的は予防です。人は、病気の苦痛や不安があれば、自分から治療を受けようとするでしょうが、たとえ症状がなくとも、病気と対抗する健康管理をしたいものです。

予防は、病気にならないように摂生すること、と古くから言われてきました。現在はそれに加えて、発達した医学を活用して予防に努めることができます。予防には、①発生予防、②悪化予防、③再発予防、④合併症予防、⑤機能障がい予防があります。例を挙げますと、①はインフルエンザなどの予防接種をしてこれにかからないようにすること、②は糖尿病のように完治しない病気は悪化しないように治療や食事療養を続けること、③は高血圧症のように治ったようでも再発する病気は血圧管理して必要なら投薬を続けること、④は高血圧症になると合併しやすい脳卒中・心臓病の予防のための管理・治療をすること、⑤は脳卒中などの病気にかかると生じやすい手足のまひなどを可能なかぎり軽くするよう早期から機能訓練することです。

よく知られたことですが、高血圧症は重症でなければ症状が乏しく、しばらく投薬すると血圧値が下がるので、治ったと思い込む人が少なくありません。でも、それは一時的で、投薬を止めれば再発するでしょう。治療ではなく健康管理が必要です。たとえ症状がなくても、自発的に実行するのが健康管理です。これが必要であることを理解する人は多いのですが、継続して実行する人は多いとはいえません。

長寿の時代を迎え、多くの人が長生きできるようになりました。かつて「余生」と呼ばれた定年後の人生が、今や「本生」となりつつあります。仕事に追われ、できなかった「自分らしい生きかた」ができるようになります。この大切な時期を病気に追い回されて生きるか、健やかに生きるかは、若い時からの健康管理しだいです。よりよく生きるために、若い時から努力して「本生」の高齢期を健やかに生きたいものです。

老化が高齢期の健康問題となる

年を取ると、誰の身体にも共通の変化が現れます。加齢変化と言いますが、古くから老化と呼んできましたので、「老化」といいましょう。これは個人によって、現れる時期や現れかたの違いがありますが、ほぼ八〇歳ごろには出そろいます。皮膚にしわが現れ、髪が白くなるのが目立ちます。臓器には萎縮が生じ、多くの機能が低下します。病気による機能低下と違って徐々に進むため、変化をあまり自覚しません。

病気では、臓器に機能の質的変化が起こり、症状が現れたりしますが、老化では機能の量的変化が目立ちます。例えば、歩くという機能は成人とあまり変わりませんが、速さが変わります。食事も若い人と同じように食べますが、量が少なくなる特徴がみられます。これも「年とれば当たり前」と受け止めれば、苦とはなりません。しかし機能の変化に応じて、生活の営み方を変えることは大切です。

臓器の機能には、予備力と言って、通常は使わないで特に必要なときに発揮される能力が蓄えられています。災害時などにはこれを用いて平生以上の活動ができるのですが、高齢期には予備力が少なくなり、通常以上のことができにくくなります。無理をすると、破たんして病や障がいを生じます。若い頃と同じように何でもできると思い込むのは危険です。また、防衛力が低下し、傷病にかかりやすくなりますし、回復力も低下し、病気や怪我の回復に時間がかかります。また、年をとると疲れやすくなりますから、休息を取りつつ活動したいと思います。適応力が低下することも重要で、環境の変化に自分を合わせることが苦手となり、急に大きな変化が生じたときなどには不適応が生じます。そのため住居や生活の仕方を変えたくない思いが強まります。変える必要があるときは、時間をかけて変えていくようにします。

老化でとくに注意したいのは、「廃用性症候群」と言って、活用しない機能は衰えが速いということです。病気などで安静を保っていると、運動機能の低下が急速に進みます。病気には安静も必要ですが、可能な限り手足を動かし、できれば立位を取る努力をします。

老化が進めば死の覚悟も必要です。死に至るような重い病気がない状態で平穏な死が訪れる「老衰死」を高齢者の数%の人が迎えられます。食事や水分が取れなくなっても一週間ぐらいは生きられ、意識も比較的はっきりした状態から、眠るように旅立たれます。長寿の人生を全うされた人と言えましょう。

生活機能の視座に立つ健康状態とは

老化と病気は、本質的に違うものですが、高齢者の健康問題としては同じくらい重要です。にもかかわらず、老化は医療で無視されてきました。それは治療ができないからでしょう。しかし高齢者にとっては、老化は、生活機能の衰退をもたらしますし、病気にかかりやすくなったり、治りにくくなったりしますから積極的な対策が必要です。

病気も老化も、生活機能の低下をもたらす点では共通です。また生活活動に支障をもたらしたり、社会への参加を妨げたりする点でも共通です。このような共通の視座から健康状態をとらえ、対策を立てる道が開かれてきました。

二〇〇一年にＷＨＯは「生活機能の国際分類」を制定しました。今までの病気中心の健康のとらえ方とは根本的に異なる分類です。というのは、一人ひとりについて「心身の機能及び構造の面」、「活動の面」、「参加の面」の三つの面から健康状態を評価する分類で、しかもこの三つの面に、環境因子と個人因子がかかわることを明確にしているからです。このような分類の背後には、「人間は生活活動し、社会に参加するもの」という人間観があります。従来の医療が「生物としての人間」という見方をしたのと大きく変わっています。

かつてＷＨＯは国際障がい分類を制定しましたが、生活機能が障がいされた状態を問題にするという視点でした。これを大きく改め、障がいを克服したり、生活機能の向上を図るという積極的な視座に立つ分類に改定しました。さらに心身の機能及び構造が、活動や参加に関与したり、活動や参加が、心身の機能に影響をもたらすという力動的な観点を重視しています。

この分類を用いる調査では、観察の視点が大きく進歩するでしょう。今までは身体の機能や構造そのものを問題にしていましたが、この分類を用いて評価しようとする限り、対象者の心身の機能や構造がその人の生活活動や社会参加に関係すること、またその人の環境や個人的特性がどのように関与しているかを明らかにできるようになったからです。

今後の医療・福祉は、病気も心身の障がいも、そして老いの生活障がいも、総合的に取り上げていかねばなりません。これらの共通の課題は、生活機能や構造・生活活動・社会参加にどのような支障があり、環境や個人特有の問題とどう関係があるか、ということです。これを医療は、医学の視点から追究し、医療技術で解決しようと志します。社会福祉は介護を含めて、ソーシャルワークの原理で、考察と支援を行います。診療・看護・リハビリテーション・介護福祉などが、取り組み方は違っても、生活機能の健康状態の視座に立って、協働していく道が開かれたと言えましょう。

科学に基づきながら人間を尊重する医療

現代の医療は、自然科学による機械論的人間観に立って進めています。極端に言えば、人間を精巧な機械と見立て、病気は機械の故障、その故障を検査などで見つけるのが診断、その故障を修理するのが治療だという考え方です。臓器を機械の部品のように考え、修理が不可能であれば部品交換のように臓器移植で治すという考え方も認められるようになりました。

こういう考え方に抵抗を感じる方もおられるでしょう。私もそうです。二〇世紀の中ごろまでの医療は、人間のいのちは神聖で、単なる物ではないという認識があり、畏敬の念をもって医療に携わることが望まれてきました。現在でも、医療倫理にそのことが受け継がれ、医療従事者は科学性と倫理性をわきまえること、倫理性に欠ける医療は倫理委員会が差し止める仕組みもできました。

しかし医療は科学的であることが強調され、思いやりある医療がしにくくなっています。とはいえ人間は機械ではなく、自発性をもつ生命体であり、医師の思いやりのある態度が、癒しの働きを引き出すことも無視してはなりません。

また、医療は医師の診療のほか、看護やリハビリテーションなどがあります。看護は医師の診療を補佐する一方で、患者の療養生活を支援します。患者の安全と、生活者としての要求が満たされるよう、患者の立場に立って養護します。患者のこころは、医師の科学的な診療が病気治療に必要ということは分かりつつも、不安があり、優しさを望みます。医師と患者の間に立って、これらの不安を解消したり要望を充足したりする重要な役割を看護は担っています。

看護も現代医療の一部ですから、科学性を大切にしなければなりませんが、ナイチンゲールの人間尊重の精神に徹すべき使命があります。実は、近代思想は「科学的合理性」と「人間個人の尊重」という二つの柱を持ちます。従来の日本は前者を特に重視するという偏りがありました。科学さえあれば良い医療ができると考える医師もいて問題が生じました。今は病院などに医の倫理委員会を設けるとか、医学教育に倫理の教科を設け、国家試験では倫理の問題ができない受験生は通さないとさえ言われるようになり、人間尊重が重視されつつあります。看護の役割が重くなってきたように思います。

リハビリテーションは「復権」という意味です。障がいなどを持つ人を、訓練などで生活力、労働力を改善し、市民として生きる権利を回復させようという目的の医療です。機能訓練は手段にすぎません。現代医療は、病気や障がいの改善を図るだけでなく、それを手段として人間生活の充実を目ざす社会的営みとなりました。人間尊重が、科学と同じように尊重されるべきでしょう。科学性と倫理性をそなえた医療が進展することを望みます。

長い歴史を持つ介護と自律生活の支援

化石として残された人骨から、一七七万年前に介護が行われていたことが推測されました。歯周病で歯を失った人が長生きしていた形跡があり、その人を洞窟などにかくまって、動物の柔らかな臓物などを食べさせていたのではないかという推定です。野生生活を営む人類の祖先が、なぜ介護をしたかはわかりませんが、自分の利益にならないような介護を長く続けたことは感激です。

人間も七〇〇万年前には森の中でゴリラと似た生活をしていたようですが、平原に出て、猛獣と戦って生きるようになりました。生活が変わり、授乳期間が三分の一になったため、子どもは未熟なうちに母の手を離れ家族(祖父母など)に育てられるようになったようです。そのような家族が、介護も重視して、高齢者や負傷者を支援してきた可能性があります。

介護が家族の手で営まれるようになり、支援によって長生きするようになった人が、経験的知識の伝達者となれば、生活文化の発展に寄与できます。それが年寄りの生きがいとなって継続されてきた可能性があります。

本文でも述べましたが、現代のデンマークでは、家族の核化に対応して介護の社会化が進みました。別居している子ども家族が介護に行くことはしませんが、情緒的扶養は親族の役割とみて、月に一度は訪問しています。つまり経済的扶養は年金で、介護扶養は介護サービスで、情緒的扶養すなわち心の支援は親族の電話や訪問でしています。精神生活を重視するヨーロッパでは、家族関係を大切にしており、それは高齢者のみでなく子の世代にも価値あるものと認識されています。これは人類の何百万年もの歴史の中で培われてきた智慧かもしれません。

介護は、ごく最近になって、家族関係のみでなく社会関係でも進められるようになりました。わが国は、介護保険という社会制度のもとに、訪問介護や施設介護をしています。その特色は、介護を提供する人と介護を利用する人との対等な社会関係に立つこと、利用者の生きようとする意志をくみ取り、自分の意思で生きられるよう生活用具や食事を整え、どんな生き方がしたいかを尋ねて、それが実現するよう支援することが第一です。そして、支援に甘えて依存する習性ができないように、介護者との人間的交流を通して、自律のパーソナリティを高めていくことです。そのためには、その人が得意とすることが実行できる「場」ができるよう介護者や施設が努力したり、高齢者に生じやすい「無力化」を克服するグループワークや回想法を試みたいと思います。

家族との交流は大切です。途絶えていた家族との交流の復活で、精神活動が活発化し、自律のパーソナリティが高まる例は少なくありません。

介護福祉と看護の連携の意味

日本の社会的な医療や介護の始まりは、一四〇〇年前の四天王寺四カ院（療病院・施薬院・悲田院・敬田院）です。仏教教典と共に伝えられたインド伝統医学（アーユルヴェーダ）の実践や慈悲の心で進められた福祉活動がそれでした。

インドで一〇〇〇年以上前に編集された「スシュルタ本集」というテキストには、「医療の四要素」という記載があり、薬物・医師・本人・介護者は医療の四要素、と書かれています。薬物とこれを適切に処方する医師、療養に専念する本人、その人の療養を支援する介護者が、一体になるべきことを説いています。

明治以前の医療は漢方が主で、内科と産科だけ、手術する外科がほとんどないので病棟を持たず、もっぱら在宅療養をしました。介護は家族の手で、医師の指示で進めました。明治維新で西洋医学が移入され、病院も設けられましたが、地域の開業医が医療の担い手でした。病院が医療の中心となり、看護師が国家資格を持つ専門職と定められたのは、一九四八年のことでした。高齢者の介護も、明治の初めから養老院が民間施設として建てられ始めましたが、それを利用するのは家族にとって不名誉なこととみなされ、充足されませんでした。一九六三年の老人福祉法制定で社会福祉制度に加えられましたが、特養は病棟をモデルに作られ、介護者は無資格で「寮母」と呼ばれました。家族介護の延長とみて、専門性は必要ないとみられていました。

医療の進歩と長寿化が進み、高齢者の心身の生活障がいは病院ではなく在宅や福祉施設で支援する方が良いと認識され始め、看護と介護の違いが認識されてきました。病院のような重症患者の療養の場は、介護のみが必要な高齢者にも保護的な生活支援がされ、廃用症候群や、精神の無力化が起きやすく、自律的生活がしにくい場です。不幸なことに、積極的に生きる目標や意欲を持たない人は、自律的より、保護され依存的に生きる方を好みます。入院すると退院を拒んだり、施設では介護に依存的になります。このような人の生活支援は、受身でしやすいように思えますが、意外と介護者に負担をもたらし、疲労を招きます。

本来介護は、本人の現存能力と介護者が提供する介護力との共同作業で、本人の自己実現を支援するものです。それが達成されたときは本人の喜びとなり、介護者もやりがいが感じられます。しかし自律の意欲を持たない人には、介護者だけで全面的支援が必要となる上、介護者に手ごたえが少なく、やりがいを感じにくい辛さが生じます。保護的な介護が必要な人には看護ニーズもあり、看護師の養護的支援が利用者に安心感を与え、精神的落ち着きをもたらすこともあるでしょう。超高齢者や病弱者が増加する今後の介護福祉は、介護福祉士だけでなく看護師との連携が重要になるように思います。（奈倉道隆）

第3章　がんとのお付き合い

1　「がんばらないけど、あきらめない」……………………上田公介（泌尿器科医）

患者の希望を摘みとってはいけない

進行性がん患者にとって、画期的な治療法がない場合どうすればいいのか本当に迷います。二〇〇〇年に慶應義塾大学の近藤誠先生が『患者よ、がんと闘うな』（文藝春秋）という本を出版し、大変話題になりました。その論争はまだ続いており、週刊誌などでは「近藤先生、本当に抗がん剤は使わなくてよいのですか」という問いかけがなされています。

近藤先生の主張されていることは、精巣がんや一部の悪性腫瘍に抗がん剤効果が認められるものを除いて、抗がん剤の効果が少ない進行がんは、副作用の強い強力な全身化学療法を行わなくとも自然にしておればかえって寿命が延びるというもので、ある意味患者にとっては気分的に楽になるものですが、かといって、このまま何もせずにじっと死を待っているのも何ともやりきれない気持ちが一杯で、何より「患者よ、がんと闘うな」という言葉自体が上から目線で、残念に思います。患者の命は患者のものであり、医者から「ああしなさい、こうしなさい」と命令されて言いなりになる患者は多くありません。かといって、治療を諦め、ホスピスへ行くのもためらわれます。患者は最後まで諦めずに治療を望んでおられるのです。その希望を医者として摘み取ってはいけないのです。

自分達が医師を目指したのは、現代医学で治せない病気に対しても果敢に挑み、患者とともに闘うということではなかったでしょうか。もちろん、本のタイトルというのは売れるように出版社がつけたものだとは思いますが、もう少し患者の気持ちを考えた本を出版されてはどうかと思います。

それに抗がん剤を初めとして、我々医師が使用している薬剤はほとんどが毒物です。この毒物の毒性をできるだけ少なくし、有効に使用することが医師としての役目ではないでしょうか。昔から「医者のさじ加減」という言葉があるのです。薬というものは使い方によっては大変危険です。

でも私の勤める病院では、その特性を良く理解し、うまく使用すれば病気も驚くほど良くなることを臨床医として日々経験しています。当院では、少量の抗がん剤にハイパーサーミア

（がん温熱療法）を併用し、進行がんに対して有効な成績を示しています。製薬会社からすれば、そんな少量の抗がん剤では効くはずがないし、何より儲からないということがあるかも知れませんが、千葉大学の高橋豊先生の研究で、メトロノームのような少量の抗がん剤投与方法が転移を抑制し、長期生存がえられることなどが証明されています。これにハイパーサーミアを加えることによりがん病巣部の抗がん剤濃度が高まり、一層効果がえられることなどがパスツール研究所の長谷川武夫先生により証明されています。

諏訪中央病院・鎌田實先生の「がんばらないけど、あきらめない」という言葉は大変人間的であり、さすがに臨床一本で地方の病院を建て直してこられた先生の気持ちが乗り移っています。「それほどがんばらなくともあきらめないで努力したほうが人間らしく長生きしますよ」と言われているようで、癒しが入っています。

生き方を変える

がんという病気は、一部の進行が早いものを除いて、慢性病のように考えられています。今すぐには死なないが、いずれ死を迎えることになる。それまでに今までの人生を振り返り、これからの残された時間をいかに人間らしく過ごすかということが突きつけられているような気がします。またがんという病気は自分の細胞からでたものであり、遺伝子の異常により発生したものです。このため免疫学の大家である安保徹先生は「生き方を変えればがんは治る」とおっしゃっています。

では、どのように生き方を変えればいいのでしょうか。

先生によれば、血液中の好中球が増えると活性酸素が増加し、心筋梗塞やがんが発生すると言います。真面目な人がひたすら無理をした結果、好中球が増えてがんとなるというのです。一方リンパ球はのんびり、あせらないでおくと増えるようです。でも、これも増えすぎるとアトピーや喘息等別の病気が発生するとのこと。要は、好中球とリンパ球のバランスをうまくとると病気になりにくいのだそうです。このような「生き方上手」ということが、がんにならない方法ということらしいのですが、凡人である我々には古代の偉い人のように生き方上手にはなかなかなれません。しかし、この『いのちの医療』（中井吉英、東方出版、二〇〇七年）ではこのような「生き方上手」な方法が多く示されています。自分なりに勉強し、がんにならない生き方を患者とともに今後も学んでいきたいと考えています。

2　いのちの受け渡し

本庄　巖（耳鼻咽喉科医）

がんの治療で

丹後の海に遊んだ日、崖から眼下に打ち寄せる波を見ていました。波が来るたびに白い泡が一面に広がっては消え、次の波でまた白い泡が生まれます。白い泡の一つが私の命だと気づきました。私は大海原に帰ってゆきますが海原からは次の命が生まれます。心経の「不生不滅」の光景でした。

法曹関係の知人の遺言状を見せてもらったことがあります。私も遺言状を作ろうと思っていたのです。そこには治癒が望めない病の場合は如何なる延命治療も断るということのほかに、がんに罹った場合、手術や抗がん剤の投与を一切望まないという項目があって、私は少したじろぎました。

肺がんに罹った私の身近な医師は手術も抗がん剤も断わったそうです。腎がんに罹った私の義兄は最初の手術は受けましたが、再発後の手術は断り、脳に転移しましたが穏やかな最期でした。もう十分に生きたと思える年齢に達して人は、自然な死を望む心境になるのでしょうか。あるいは大きながん手術を受けた後の身体のつらさや抗がん剤の副作用のこともあるのでしょう。

あるタレントが、がんの再発に対する徹底的な手術で内臓の多くを摘出され、まもなく亡くなったこと、奥さんが無念の思いを語っていたことなどを思い出します。今の私にはまだがんの治療を一切断る勇気はありませんが、がんを治すことだけに焦点を絞った現在の医療にはついていけないものを感じます。よくいわれるように、がんは消えたけれど患者は亡くなったということが起こることを恐れます。

エビデンス・ベイスト・メディスン（Evidence Based Medicine）という言葉があります。医療の統計的データに基づいてこちらの薬の方が少しだけ長く生きるという理由で、苦しい抗がん剤が使われる場合もあるでしょう。またこの手術の方が放射線治療より少し生存率が高いという説明を受けることもあるでしょう。その意味で次々と現代のがん治療を批判する書物を出している某医師の、抗がん剤を使わないとする提言にはうなずける部分もあります。しかしその医師は抗がん剤も使えない終末期の患者にどのように寄り添って行こうとしたのでしょうか。使ってはいけないと言ったからには、では先生どうして下さるのですかという患者の問いに答えてあげなくてはいけませんね。

今や私たちの二人に一人はがんに罹り、三人に一人はがんで死ぬ時代だそうです。不治の病とされた結核は治る病気になり、怖い病気であった心筋梗塞や脳梗塞も早期であれば治るようになりました。国民皆保険で手厚い医療が受けられる日本が世界に先駆けて超高齢化社会に突入したのは当然の結果です。

しかしその向こうに待っていたのはがんでした。おしなべて動物は老化とともにがんが発生するもののようです。生物に定められたプログラム死（アポトーシス）であり、私たちが生まれた時から体内に仕込まれたプログラムなのです。高齢者のがんはよくここまで頑張って生きて来ましたねという証拠のようなものなのでしょう。もしこの最後の関門がなくなれば、ヒトは老衰でしか死ぬことが出来なくなり、地上は百歳以上の動けない老人で充満してしまうでしょう。

鮭は故郷の川を遡ってそこで産卵と受精が済むとそのまま生を終えます。死後の自分の体さえ新しい生命への餌にするようです。このように子孫の顔を見ることなく生を終える生物は決して少なくありませんが、動物の進化とともに親は子どもを育てるために長く生きるようになります。巣の雛たちに虫を運び続ける親鳥の涙ぐましい行為は自分のいのちを確実に次の世代に伝えるためのものでしょう。さらにヒトでは子どもだけではなく、孫の世話までするようになりました。しかし私自身は親の役目は子どもを育て上げるところまでと考えています。いのちの受け渡しはこれで完了したのですから。

心やさしい医師へ

再びエビデンス・ベイスト・メディスンにかえります。「科学的根拠に基づく医療」と訳されています。インフォームド・コンセント（説明と同意）などと同じくアメリカから怒濤のように入ってきた医療の新しい概念です。医療の標準化には役立ちましたが、患者の検査データに従って治療法を決めてゆく医療です。医師は患者の方を見ない、ＰＣ（パーソナル・コンピューター）のデータを読みＰＣに検査や投薬を打ち込むだけで診療が終わることは多くの患者が指摘しています。

患者の脈をとり患者の悩みを聞く場面がなくなりました。私の友人の医師は長く循環器科にかかっていましたが、一度も聴診器で心臓の音を聞かれたことがなく、心臓弁膜症の診断が大きく遅れたという笑い話のような事実を語ってくれました。

考えてみますと第三次産業のサービス業の中でも医療ほど個別のサービスを必要とする分野はありません。それをひとくくりに処理しようとするエビデンス・ベイスト・メディスンに私はかねて疑問を持っておりましたが、近年ナラティブ・ベイスト・メディスン（物語による医療）が出現しました。それぞれの患者が持つ物語に耳を傾け、それに沿った医療を行おうとするのです。やっとというか遂にというか、これで日本の医療も本来の道に戻ることができると思いました。

しかしここで問題です。どうすれば患者の話に耳を傾ける心やさしい医師を養成することが出来るでしょうか。ちなみに二〇一一年『手術は、しません――父と娘の「ガン闘病」四五〇日』という闘病記を出版された作家とその娘さんの例では、作家は、「見事ながんです」という主治医の心ないがんの告知に大きな衝撃を受けています。そして、がんの手術を受けないことに決めています。

私たちは未知の経験である死を恐れます。死を回避し死を先に延ばすのが医療の役目ですが、医療をあえて断った場合、むしろ穏やかな死を迎えることができるいくつかの報告があります。点滴、中心静脈栄養、胃ろうなどによる栄養の補給、気管切開による呼吸の管理が終末期の常道になっていますが、これを避けても苦しみなく死を迎えることが出来るようです。生物の一員である私たちヒトには、穏やかないのちの受け渡しの装置が組み込まれているのでしょう。

江戸時代の良寛の手紙には、越後三条の大地震での死者への哀悼の歌「うちつけに死なば死なずに永らえて、かかる憂き目を見るがわびしき」のあとに「災難に逢う時節には災難に逢うがよく候。死ぬ時節には死ぬがよく候。これはこれ災難をのがるる妙法にて候」という深い言葉が続きます。

3　今ここに生きている……………………中井吉英（心療内科医）

人間はなぜこの世に生まれたか？

宮澤賢治が花巻農学校で教師をしていたころのエピソードから第三句を詠むことにいたします。

十代後半に読んだ宮澤賢治全集の彼の言葉が、発句に始まり二句へと詠み継がれて触発されたように、第三句の冒頭に蘇ってきたのです。

実習作業を終えた賢治と生徒たちは、猿ヶ石川へたびたび水泳に行きました。川の水は透きとおるように美しく、岩にぶつかった急流は白い飛沫をあげていました。泳ぎ疲れたあと、河原の石の上に、賢治を中心に輪になって座ります。賢治は石を手にとって、鉱物の話や地質学、魚類の話へと進みます。賢治は生徒たちの質問にていねいに答えながら、彼らの知識欲を満足させてゆきます。

今度は賢治がみんなに質問をしました。それは、「人間はなぜにこの世に生まれたか？」というものでした。

その質問は奇襲に近く、あまりにも深い内容でしたので、生徒たちは一瞬静まりかえったのです。生徒の一人は、その当時を思い出して、「あの時の先生の質問はいまだに忘れることはできません。心の底にいつまでも一つの問題となって目を開いています」と話しています。議論がいろいろ出て、みんな真剣になってゆきました。そこで賢治は少しはにかみながら学生たちを見渡し、「私はこの問題をこのように考えています。人間はなぜ生まれてきたかということを知らねばならないために、生まれてきたのです。そしてこの問題を本気になって考えるか考えぬかによって、その人の生存価値が決定すると思います」。少年たちはうなずき、なにかほっとした気分になり顔を見合わせていました（『宮澤賢治全集』月報一第二巻付録、関登久也、筑摩書房、一九六七年八月を改変）。

患者を長期に治療していますと、実存的問題が彼らの内奥からあらわれてまいります。とくに、高齢者や難病患者、がん患者は必ずといっていいほど実存的苦しみを抱えています。本当は、子どもから老人にわたるすべての人が実存的苦痛（スピリチュアル・ペイン）を抱えているのですが、ほとんどの人は、そのことに気づいていないだけです。死が向こうから近づいてきて、私たちはようやく人間存在の深淵に潜んでいた真の痛みに向き合う機会を得るのです。春と夏を生きる子どもたちと青年には未来があります。しかし、彼らの中に、すでに実存的痛み、実存的空虚が内包されています。その時、賢治のような先生との出会いがあればと思います。

がん患者の自分史

かつて、数名のがん患者（がんを克服した人たち）のナラティブな自分史を作る作業の手伝いをしたことがあります。どの方も苦難の人生を耐えぬき生きてきた人たちでした。物語作成の過程で、共通して彼らは、「がんになって私は救われた」、「がんになったことで生き方が変わった」、「これまでなんと空虚な人生を送ってきたことか」、「これまで自分自身のための人生を生きて来なかった」、「がんになったことの意味がようやく分かった」ということに気づきます。ナラティブを作ることによって、がんは彼らにとって最大のネガティブな出来事でしたが、また最高のポジティブな感情や考えに転換していく機会になったのでした。当然、彼らの生き方そのものが、がんを契機に変容してゆきます。

古い研究で恐縮ですが、がんの自然退縮（Spontaneous regression cancer）についての Everson & Cole（一九六九年）の研究があります。彼らは五〇〇もの自然退縮例を報告し、その条件として、(a)組織学的にがんが証明されていること、(b)がんに対して効果的な治療を受けていないこと、(c)がんが縮小して少なくとも臨床的には認められなくなったこととしています。

わが国でも、中川俊二が三五例の原発がんの自然退縮例についての研究報告（一九七四〜八〇年）をしています。消化器がん一七例、呼吸器がん六例ほかで、進行がんが多く、二八例（八〇％）に転移を認めています。性別に差がなく、五〇歳代が最も多いということでした。

詳しくは専門的になり述べませんが、自然退縮例患者に共通していたのは、免疫に関係するリンパ球の機能が正常かそれに近似していたこと、がんの発見と自覚を契機に、実存的転換（existential shift）が起こり、がんの不安と恐怖を克服して、いきがいの発見、ライフスタイルの是正、前向きの行動をしているものが多いという報告でした。

いずれも古い研究ですので、厳密な研究方法で行われたかどうか疑問なところもありますが、標準偏差の中には入らないこのようなケースが存在するのも事実です。そのようなケースを対象にした研究がもっとなされるべきではないでしょうか。

実存的問いかけ

ところで、画家ポール・ゴーギャンは、一八九七年に畢生の大作「われわれはどこから来たのか　われわれは何者か　われわれはどこへ行くのか」を仕上げ、森の中に入り自殺を図ったことはご存知でしょう。幸い未遂に終わりましたが、絶望のまま一九〇三年に死去しました。西洋文明に絶望したゴーギャンは、最後の楽園といわれるタヒチに渡りました。タヒチの女性と自然を描いた彼の作品に一貫して表現されているもの、それは満たされることのない悲哀と空虚感です。彼の自画像を見ていますと、男性的な表情と大きな体格のレスラーのような印象を受けます。彼は実存的問いかけとその答えを自己の外に求めたのではないでしょうか。そこに彼の悲劇があるとともに、西洋文明に対する深い懐疑が表現された孤高の作品として際立っています。

私も子どもの頃から、先述したゴーギャンの絵のタイトルと同じようなことを考え続けていました。また、医療の現場で高齢者やがんの患者に接していて常に感じるのは「実存的問題」についてです。「生あるものは必ず死ぬ」というのは絶対の真理です。しかし、ある日、診察の合間に窓から見える森を眺めていたときでした。なにかに打たれたように「死よりもはるかな絶対的真理」があることに気づいたのです。たしかに死は絶対的真理ですが、いつ死ぬかは分からないという不確実性が存在しています。一年後かも分からない、一〇年後、二〇年後かも分からない。いや突然震災が起こり数分後に死ぬかも知れません。そう考えてみますと、「今ここに生きている」ことが最大の真理だということです。

禅の「即今《ただいま》」が突然分かった瞬間でした。それ以来、患者、とくに高齢者に、「死よりも絶対確実な真理はなにでしょう?」と問いかけることが多くなりました。診察室での出会いは真理のど真ん中にいることなのです。そして毎日の暮らしそのものが真理の中で生きていることだと。

人間や人生に対する基本的信頼感の欠如が現代人の心の危機の核心にあります。がん患者の心理とも深く関わっています。しかし、東日本大震災における東北の人々の姿は、私たちに人間の絆と信頼の大切さを再認識させてくれました。

鈴木大拙師は実存的問題や光明と平和を内に求めた人でした。彼の最期の一語は「妙」であるといわれます。

「不可解なる人間存在が遥かに遥かにどこかから、というのは同時に内の内から、不可解のままに大肯定して生きられるのが『妙』である。『畢竟空の底から、自然にわき出るところのもの』であると」。（鈴木大拙著、上田閑照編『新編　東洋的な見方』岩波文庫、一九九八年）

上田さんの発句、「がんばらないけど、あきらめない」は、また震災の悲劇を受け入れつつあきらめず前に歩む東北の人々の姿です。それはまた、本庄さんの「いのちの受け渡し」でもあるのでしょう。法華経の熱心な信者でもあった賢治の生きざまを彷彿とさせるものでもありました。

4　病と上手に向き合うために……………………小笹寧子（循環器内科医）

治療の決断分析

もし、がんと診断されたら、患者は治療とどう向き合えばよいのでしょう。生き方上手とは？　上田さんの発句です。近藤誠先生の「患者よ、がんと闘うな」にあるように、手術や抗がん剤治療を拒否したほうがよいのでしょうか。

現在用いられている治療法は、治療を行った場合の方が行わなかった場合よりも、集団として評価すると、より「長く生きる」という結果が臨床研究により示されています。ただ、治療反応性には個人差があり、この個人差の要因が十分に解明できていない治療法が多いのが問題です。治療の結果、例えば手術合併症によって命を落としてしまう患者がいます。また、抗がん剤に対して効果よりも副作用が強く出てしまい、その副作用によって予想よりも早期に亡くなる患者もいます。ただし、臨床データは徐々に蓄積されつつあり、どのような患者で効果が得られやすいとか、合併症や副作用が生じやすいかということが、少しずつ分かってきています。

また、治療が成功した結果生存年数が延長したとしても、臓器の切除や薬剤の副作用によって日常生活に何らかの支障がでることが予想される場合、治療の決断に悩む患者は多いことでしょう。どのような治療であれ、より「長く生きる」だけでなく、可能な限り「元気に長く生きる」という結果が重要です。患者にとっては、治療の結果、生存年数（Survival years）の延長が得られることだけではなく、生活の質の保たれた生存年数（Quality-adjusted life years）の延長が得られることこそが大切なのです。がん患者の場合、早期では自覚症状が乏しく、治療前より治療後の方が生活の質が悪化することも多々あると考えられますので、その生活の質の悪化に見合うだけの生存年数の延長が得られることが前提となります。

しかし、一昔前までは、生活の質を評価し、それをデータとして分析することは困難でした。生活の質を数値として評価する方法がなかったからです。しかし、近年、生活の質を評価するための指標や調査方法が考案され、生活の質についても患者を対象とした臨床研究で調査が可能となってきました。ある治療法の結果として得られる生存年数についての臨床データと、生活の質に与える影響についての臨床データを組み合わせて分析することで、その治療法の結果として得られる「生活の質の保たれた生存年数」を予測することも可能になってきました（福井次矢・森本剛訳『医療・ヘルスケアのための決断科学――エビデンスと価値判断の統合』医歯薬出版、二〇〇四年）。

治療によって、生存年数がどれだけ伸びるのか、副作用はどの程度と予測されるか、また生活の質にはどの程度の影響があるのか、これらの情報がきちんと示されれば、医師にとっても患者にとっても、治療の決断はより納得できるものとなるでしょう。治療法によってはこれらの情報がまだ十分ありません。治療の根拠となるデータを臨床現場から収集・蓄積し、その臨床データをもとに、医師も患者も納得して可能な限り「元気に長く生きる」ための治療法を決断できるようになることが、これからの医療に求められています。

人生におけるトレード・オフ

本庄さんは第二節でエビデンス・ベイスト・メディスンと、ナラティブ・ベイスト・メディスンという言葉を紹介されました。私たち医師は、質の高い臨床データ（エビデンス）を参考にするとともに、個々の医師の臨床経験の積み重ねから得られる判断力を生かし、かつ患者の価値観やナラティブを考慮して医療を行う必要があると思います。

現在の医療において、生活の質に何の影響もない治療法は無いため、治療方法の決断には患者の価値観が重要になります。ただし、それは病に限ったことではなく、生きてゆく上で人は常に何かと引き換えに何かを得る決断をしています。富（名誉・信念）のために、余暇や健康を犠牲にしても仕事をするというのもひとつのトレード・オフです。前節の中井さんは「今ここに生きている」ことが最大の真理と言われています。私たちは、人生における大切な節目や、日々の些細な出来事において常に決断しなければならず、その決断の積み重ねによって自分の人生が作られていきます。その一回一回の決断の瞬間こそが、生きていることを実感できるときではないでしょうか。

宮澤賢治の「人間はなぜにこの世に生まれたか？」という問いに対して、私は「人は決断するために生まれてきた」と答えたいと思います。人の決断には、無限の可能性があります。生き方上手とは、自分自身が納得できる決断ができることだと思います。

5　ナラティブ・ベイスト・ライフ……………………藤枝宏壽（宗教者）

私は元福井医科大学に勤めていましたが、実は、英語担当教師であったので、医療については門外漢に等しい者です。ただ寺院の住職を五五年ほど勤めてきたというだけの生臭坊主の立場から、何本かの「補助線」を引いて「挙句」に代えさせていただきます。その中で一本でも役にたつ補助線があれば幸甚です。

ナラティブの視点

第二節で本庄さんが触れておられ、また第一章の第一節（発句）で中井さんが詳説されているように、「ナラティブ・ベイスト・メディスン」（ＮＢＭ）が、従来のエビデンス・ベイスト・メディスン（ＥＢＭ）を補完するものとして注目されてきているということに、私自身目を開かれた思いです。そして宗教こそ「大いなるナラティブ」ではないかと直感しました。ナラティブ（物語）には視点があります。例えば、「自分史」でその生涯の種々の事象を記録しても、それをどういう視点から見ていくのかが枢要な問題です。「人生をやり直すことはできないが、見直すことはできる」という仏教思想家の金子大榮先生のお言葉通りです。その「見直し」の視点、視座はどこにあるのか。それに応えるのが宗教ではないかと思っています。

アンケートで浮上した「人生の意味」

二〇一〇年に私は以下の三点について尋ねる「仏法を聞くことについてのアンケート」を実施しました。

(A)平素どれくらい仏法を聴聞しているかなど、聞法の実態について、
(B)どのような内容の法話を聞きたいか、
(C)死んだらどうなると思うか、

という三つの問いかけです。

対象は地元の福井県内が三分の二ほど、後三分の一は北海道から九州までの全国、年代は二〇歳代から八〇歳代までにわたり、全部で一二六七人の回答を得ました（詳細は「人生のゆくえ」『大法輪』平成二三（二〇一一）年一月号・二月号所載）。その中、(B)の聴聞希望内容では「仏事について」（五五％）がトップでしたが、それに続いて「人生の意味」が五三％と思わぬ高率でした。

「仏事」が形の問題であるとすれば、「人生の意味」は心の問題、その解決を大衆は強く求めていることが判って、内心快いインパクトを感じました。しかも(A)ではほとんど法話を聞い

ていないと回答した二〇～三〇歳代が、(B)では「人生の意味」を七七％とダントツ一位で求めていることに今一度驚きました。

「仏を求める心は、人々の心の底に横たわっている」という法語がありますが、まさにその通り。平生、人生の表面的、目先の事象に右往左往している人々も、内心の深いところでは、「このような人生でよいのであろうか」、「何が真の人生の意義であろうか」、「死んだらどうなるのであろうか」等という「人生の根本問題」を問うていることがよく分かったからです。

この「人生の意味」ということは、第三句（中井さん）の「人間はなぜこの世に生まれたか？」という宮澤賢治の問いかけに直結する「実存的問題」です。「なぜこの世に生まれたか」という問いは、「生まれ甲斐」を尋ねることであり、仏教では「出世の本懐《ほんがい》」といいます。因みに無量寿経では、阿弥陀仏の本願を説くことが釈尊の出世の本懐であると説かれています。

生まれてきた用事

その「生まれ甲斐」、「出世の本懐」に関連して、詩人杉山平一先生の「生」（『ぜぴゅろす』潮流社、一九七七年）という詩に注意してみましょう。

ものをとりに部屋へ入って／何をとりにきたか忘れて／もどることがある

もどる途中でハタと／思い出すことがあるが／そのときはすばらしい
身体がさきにこの世へ出てきてしまったのである／その用事は何であったのか／いつの日か
思いあたるときのある人は／幸福である

思い出せぬママ、／僕はすごすごあの世へもどる

もの忘れという老化現象のことは前置きで、詩の中心は「（人間としての）身体がこの世に出てきてしまったその用事は何か」、「あなたは何のために人間に生まれてきたのですか」という問いかけであり、一口で言えば「人生の意義」、「人間としての生まれ甲斐」は何かということ。面白そうに書かれている詩ですが、実に重大な、人間一生の根本問題が投げかけられているのです。人間一生の間にこの大問題の答えが見つかった人は「幸福」な人ですが、「僕は答えが見つからぬまま人生を終わらねばならない」という告白で終わっています。実は、その告白に重要な示唆があるのです。「その用事」「生まれ甲斐」という実存問題を自分の力で解決できる哲学者のような人は「よほど幸福な人」なのでしょうが、「凡夫の私たちには不可能である」という示唆です。

「生まれ甲斐」と「生き甲斐」

「生まれ甲斐」によく似た「生き甲斐」という言葉もありますが、両者は微妙に、いや明確に違います。「生き甲斐」とは、仕事、趣味、家族やペットなど、生きていく上での励み・喜びになるものであり、自分で探せば見つけることもでき、友人・先輩から習うこともできますが、それはいわば、健康で「生きているとき」のものでしょう。ところが、いのちの過去から未来への視点にたつ「生まれ甲斐」を見つけることは、凡人には至難です。杉山先生は、正直にそのことを告白されたのです。宮澤賢治は「人間はなぜ生まれてきたかということを知らねばならないために生まれてきた」と言いますが、さあ、凡人はどうしたらよいのでしょうか。

宗教は「大いなるナラティブ」

そこにこそ、宗教の役割がある。宗教とは、難しい教義・教理を説くこともありますが、端的にいえば、人間の生まれ甲斐・人生の意義・人生の行方を教えるものだと思います。われわれの日常の思いでは、目先のことを解決しなければという近視的な視点を持ちやすいのですが、今、宗教が、生まれ甲斐・人生の行方を教えるとなると、いのちの過去・現在・未来への見通しがなければなりません。例えば、仏教・浄土教では、法蔵菩薩が、十劫の昔に十方衆生救済の道を「南無阿弥陀仏」と成就され、浄土を建立して衆生の往生を待っているという「物語」があります。キリスト教でも、聖書に説かれている創世記の中の原罪・審判・復活等は過去から未来への「神話」といえましょう。宗教は、遠く、人間のいのちの来し方・行方を述べた「大いなるナラティブ」だと思います。

この過去・現在・未来に「見通し」をもつ「大いなるナラティブ」に育てられた人こそ、個人個人のこの世での生涯のナラティブを心に描き、書き、語ることができるのではないでしょうか。凡人の小さな視野・視点では、生まれ甲斐も人生の行方も見えては来ない。ここに偉大なる先覚者の教え（宗教）に聞く必要があることを、先の杉山先生の詩は示唆しているようです。

宗教の選択と決断

しかし、宗教といっても多種多様、それぞれの教義があり、実践法があります。第四句で小笹さんは「人は決断するために生まれてきた」と述べられましたが、私は、どの教え（宗教）・どの「大いなるナラティブ」が真の生まれ甲斐を語っているのか、その選択を「決断」することであろうと、解釈しました。

私の属する浄土真宗での理解でいえば、無量寿経《むりょうじゅきょう》に「如来は真実の利をもって衆生（人々）

を拯《すく》う」という趣旨の経文がありますが、人間だれもが心の奥底で求めている「生まれ甲斐」に導くことこそ「真実の利」である。「真実の利」とは、三界《さんがい》という迷いの境界《きょうがい》・生老病死の苦に悩む衆生に、無量寿（永久なるいのち）を与えようという阿弥陀仏の本願を説くことであり、その本願を信じ、念仏すれば、この世から正定聚《しょうじょうじゅ》という、救いが定まった仲間に入り、娑婆の縁尽きたときには即刻さとりの世界に生まれられることであると無量寿経に展開されています。この大いなるナラティブこそ、「凡愚」の救われていく道であるといただいています。

要は、教えの選択・決断には自分自身の実相（真のすがた）が分かっていることが先決であります。虚飾をとった裸の自己自身に目覚め、その身に最も適した教えを選ぶことより他ありません。さらにいうならば、自己の真の姿・自己の生涯のナラティブを知らしめる教えこそ、選択に値する宗教なのであります。

ナラティブ・ベイスト・ライフ

このように見てくると、ＥＢＭではもはや癒し得ない末期の患者に有効なＮＢＭが成功するには、平素、健康なときから「大いなるナラティブ」（宗教）に遇い、それに育てられて、自らのナラティブ・人間としての生まれ甲斐・いのちの行方をすでに心に描いているという前提が大切だと分かります。それを私は「ナラティブ・ベイスト・ライフ」（ＮＢＬ）、「いのちの物語に裏付けられた人生」と名付けてみたい。NBLとは、人それぞれが、平生から「生まれ甲斐」に心をむけ、選択・決断した宗教に遇い、自らの「いのちの物語」に目覚め、人生の行方が定まり、常にその行方に向かって人生を歩んでいくということです。このNBLができていることこそ、生老病死の医療への一番大切な備えではないでしょうか。発句で上田さんが言われた「生き方上手」には、NBLこそ当てはまるのではないでしょうか。

平生から「大いなるナラティブ」に遇う

病気の末期になってから、平静な心で、自力でナラティブを構築できるような人は、よほどのエリートか哲人であり、よほど「幸福な」人だと思います。凡人には常日頃から宗教の教えに触れて、自らの信仰を得、自らのNBLを歩むことしか出来ません。先述のアンケートの回答者の中には、大変熱心に聞法している一〇二名の「聞信グループ」が入っていましたが、その人達の「生まれ甲斐」、「いのちの行方」に対する反応は際立って見通しの明るいものでした。決して、エリートやインテリではなく、普通の「凡愚」と言える比較的高齢の男女でしたが、平生から「大いなるナラティブ」に遇い、個々のNBLができあがっている様子が歴然としていたことを特記しておきたいと思います。NBLは頭のすぐれた人だから可能なのではなく、「大いなるナラティブ」（宗教）に育てられ、信仰の深まった人なら、凡愚にしてなお可能な道なのです。

挙句の結びにあたり、病気（がん）になる前から、つまり健康な時から、「大いなるナラティブ」に遇い、ＮＢＬに目覚めていくことを、あらゆる人々に、とくに医療関係者に願い、そして宗教者自身の自戒といたしたく存じます。

コラム3　患者から見た米国の救急医療

ハンチントン病院の体験

カリフォルニア州パサデイナに居を定めまして以来四〇余年、その間、様々な病気を次々に仕入れて来た私ですが、米国の医療制度についての専門知識はほとんどないまま、ドクターと病院スタッフにすべてお任せ、一昔前に流行った藤圭子の演歌「いのち預けま～す」よろしくの日々を過ごして参りました。従いまして、このコラムタイトルはいささか重過ぎる感があるのですが、私が一患者として居住地パサデイナのハンチントン病院一般外来救急治療室（Emergency Room）で味わった体験をもとに、米国の救急医療、老人医療、貧困者医療等の実態につき、素人なりの考察を試みたいと思います。なお、高齢者医療につきましては、高齢者としての私自身の医療体験がそのままご説明になるのではないかと思い、とくに項は設けませんでした。

ちなみに、ハンチントン病院は六三五ベッドを有し、地域に密着した医療機関として住民の健康管理と医療に貢献しており、施設、医療の質共に、全米有数と言われる有名病院のひとつに数えられております。

一般外来救急治療室

腸閉塞の発作によりハンチントン病院一般外来救急治療室の患者となる。時は二〇一二年夏のことです。

南カリフォルニア一帯は、七月以来三ケ月以上にわたり、気象観測史上稀と言われる熱波に見舞われました。パサデイナを含む山あいの地域はとくに厳しく、まさに酷暑そのものでした。例年ですと、屋外がフライパンで炒られるような暑さであっても、湿気がほとんどないため比較的凌ぎやすく、さらに豊かな緑陰の恩恵もあって、冷房が完備していなくても、室内で苦痛を感ずることはほとんどないのですが、その夏ばかりは例外でした。屋外は四〇度近く、室内でも三五度を超える暑さに加えて日本並の湿度とあっては、たとえ健康な若いひとであってもたまったものではないでしょう。ましてや私のように、複数の持病を抱えた後期高齢者はまさに気息奄々、生きているのがやっとと言った状態でした。そんな折も折、九月も半ばを過ぎたある日のことです。酷暑に痛めつけられた身体が、もうこれ以上は耐えられないとでも言うように、ストライキを起こしてしまったのです。開腹手術の経験者によくあると言われる腸閉塞様の発作でした。

午後六時近くだったでしょうか、夕食の支度をしようと台所に立った折のことでした。下腹部に突如、間歇的な激痛が走るようになったのです。この激痛は、私には身に覚えのあるものでした。過去二度にわたる大掛かりな開腹手術以来、何度か経験したことのある、いわばお馴染の症状だったのですが、これまでの例ですと、ベッドに横たわって二時間ほど痛みを我慢すれば、最後に吐き気が来て、胃の中のものを全部吐き出してしまうと、徐々に落ち着くのが常でした。ところが、この時の発作は極めて執拗で、夜半近くに至るまでの数時間、四回嘔吐を繰り返したにもかかわらず、なお延々と間歇的に激痛が治まらず、その苦しさは言語を絶するものがありました。

私の苦悶を見るに見かねた主人が、救急車を呼ぼうと言い出しました。昼夜のべつなくけたたましくサイレンを鳴らして駆けつける救急車は、夜半、ご近所にとっては甚だ迷惑なことでしょうし、それに、いくら保険があるからと言って、一回につき約一五〇〇ドルというお値段は決して安いものではありません。結局自分の車で、ハンチントン病院の一般外来救急治療室に行ってみようということになったのでした。病院は私どもの家からは眼と鼻の先ですので、車で一〇分もかかりません。私としましては、このまま憂き世にオサラバできるのなら、それはそれで結構、という気分だったのですが、このまま死んだのでは、日頃望むところの「平穏死」どころかまさに「悶死」、これは一寸イタダケナイな、と思ったりもしたものでした。

私はこれまでに、救急車による救急外来の受診を数回経験しております。二〇一二年の秋、初めて一般外来救急治療室の患者となってみて、救急車と一般外来とでは、同じemergency でも、これほど病院側の対応に差があるものかと、驚きを禁じ得ませんでした。一般外来救急治療室というのは、言うなれば「持たざる者」もしくは「その他大勢」のための施設なのでしょうか。病院側の対応を見ている限り、これは格差社会というよりも、明らかな差別待遇ではないのか、というのが、私の偽らざる印象でした。

一般外来救急治療室では、助かるはずの患者も助からず、治るはずの患者も却って悪化するというようなお話を以前聞いたことがありました。また私の友人のひとりが膝に大怪我をして、近隣の病院の一般外来救急治療室で手術を受けた際は、手術終了後四時間近くも放置され、それも、身体がやっと収まる程度の小さな、硬い担架に載せられたままだった由。その間、激痛に耐えかねて「痛み止めの注射を」と何度嘆願しても、誰一人振り向いてもくれなかったと聞いたことはあったのですが、実際に一般外来救急治療室というのを体験してみて、あのお話は誇張ではなかったのだ……と納得がいったのでした。

救急外来受付

主人に付き添われて私がここに到着したのは、夜中の一二時を既に過ぎておりました。一応受付のデスクで登録を済ませた後、間もなく形どおり、身長、体重、血圧、脈拍の測定がありました。意外なことに、ここではメートル法が適用されていたのです。体重は測定されましたが、身長は実際には測定されず、"How tall are you?"（身長はどれくらい？）と聞かれましたので、後期高齢者ゆえ「一寸縮んだかも知れないけれど、かつては五フィート三インチありました」と答えましたところ、レポートには身長一六〇センチ、体重四〇キロと記載されておりました。アメリカでメートル法が適用されるというのは珍しいのではないかと思います。因みに、同じ病院でも、個々のドクターのオフィスでは身長にはフィート、体重にはポンドが使われているのが通例です。

次いで症状を聞かれました。「これまでの経験から推して、腸閉塞ではないかと思う」と答えた付き添いの主人に対し、"Are you a doctor?" と真顔の質問が返って来たのにはは苦笑してしまいました。実は私が自宅で激痛に苦しんでおりました折、インターネットで腸閉塞の項目をいろいろと調べた主人、腸閉塞という病気について、医学的な病名を始め症状や療法など、一応の情報を収集していたのです。いずれにせよ、受付のデスクで登録されたそれらのデータはＰＣ上のフォームにまとめられ、診察部門に回付される、という仕組みになっておりました。

ここまでは到着後一時間余りで終了したのですが、その後の待ち時間の長かったこと。気の短い人はイライラが募って血圧が上がるのではないかと思われるほどでした。

血液検査で呼ばれたのは、到着後二時間以上も経過した夜中の二時半頃でした。その間私は身体を「くの字」に折り曲げて、間歇的に襲ってくる激痛に耐えていたわけです。

待合室風景点描

ここで一般外来救急待合室の風景をご披露申し上げましょう。まず驚いたのは、世の中には、こうも様々な救急の患者があるものか、ということでした。ほとんどの患者が付き添い同伴ですので、混雑している待合室の半分は健康な人たちなのでしょうが、ニヤニヤしながらスマートフォンを操っている人の傍らで、間断なく異様な大音声を発して咳き込んでいる人、頭に乗っけたガーゼから鮮血を滴らせながらつくばっている人、遠慮会釈なく、動物園の猛獣のような唸り声をあげて呻いている人、それに私のように身体を「く」の字に折り曲げて無言で内臓の痛みに耐えている人……それはもう様々で、こんな風景を目にしただけでも、正直気分が悪くなりそうでした。気分が悪くなるだけではなく、悪性のヴィルスにでも感染するのではないかという危惧さえ感じられ、気のせいか、喉のあたりが痛くなって来たりもしたものでした。

もうひとつ、待合室風景について申し上げますと、私はそれまで救急車で担ぎこまれた経験しかなく、その場合は自宅の寝室からそのまま担架に載せられて運び出されるのが常でしたので、一般外来救急治療室でも、救急車の場合同様、寝巻き姿で構わないのかと思い、パジャマの上に念のため小さな毛布をひっかけ、サンダル履きで来てしまったのでした。

ところが、待合室にいる人たちは、付き添いも患者も、よそ行きとまでは言わないまでも通常の外出着で、女性は老いも若きも、頭のてっぺんから足の爪先ににいたるまで、青、赤、緑の彩り豊かなお化粧をしているのです。その上、キラキラした大きな耳輪、複数の指輪とジャラジャラの腕輪に首飾は言うに及ばず、中には、孔雀のはねみたいに髪を七色に染め分けた人もおりました。「自然のままであることこそが最高の美」という日本古来の文化とはおよそ程遠い、極彩色の異国文化を見せつけられる思いでした。しかも冷房が効いている夜間の室内を予測してか、どなたもアノラックなどの防寒着を羽織っており、スッピンでパジャマにサンダルをつっかけただけという異様なイデタチの患者は、私をおいて他に、誰もいませんでした。道理で、「なんだろ、この貧乏臭い東洋人のオバハンは?」と言うような目つきで、周囲からジロジロ見られたわけです。

冷房が効きすぎていて室内が寒かったのも、かなりこたえました。救急車で運び込まれた場合は、冷房の効いた室内（しかも一応個室）では、看護師さんが、ベッドに寝かされた私の身体を、温めた毛布でスッポリとやさしく包んでくれた上、一定の時間が経つと、また新しい暖かい毛布を持ってきて取り替えてくれるという、至れり尽くせりの看護だったことを思い出したものです。

ようやく血液検査のため隣室に呼び込まれたときは、これで一件落着、後はスムーズに行くものと思い、ほっとしたのですが、ドッコイそうではありませんでした。採血された後、また待合室に戻るよう指示されたのです。さらに待つこと延々二時間余。その間に、あれだけ苦しかった激痛もいつしかおさまり、びろうなお話ながら、腸内で行き所を失っていたと思われるガスが体外に放出されて、思わず、「あ、開通した!」と小声で叫んでしまったものでした。渋滞が続いていたフリーウェイがようやくスムーズに動き始めた時のような、快い解放感でした。時刻はすでに朝の四時を過ぎておりました。

この時点で、場合によってはこのまま帰ってしまってもよいのではないかと思い、念のため、あとどのくらい待てばよいのか？ と受付に確かめましたところ、一般外来救急治療室では、「到着後最低四時間待たされるのは常識です」との素っ気無いお返事。「帰りたければ帰っても構わないが、貴女の順番はもうすぐですよ」と言われ、それなら、折角ここまで我慢してきたのだから名前を呼ばれるまで待つことにしようかと、再び待合室の冷たい硬い椅子に腰をおろしたのでした。冷房の空気の冷たさがいよいよ身にこたえました。

患者への対応

明け方の四時半過ぎ、やっと診察室に呼び込まれました。立ち会ってくれたドクターは、薄くなった白髪の長髪をポニーテイルにした、まるでヒッピーみたいなジイサマで、愛想のひとかけらもなく、何とも感じの悪いドクターでした。救急車で運び込まれた折に立ち会ってくださった、親愛感に満ちた礼儀正しいドクターたちとは雲泥の差でした。

苦虫を噛み潰したような顔で、開口一番、"Why you came here?"（オマエ、なんでここに来たんだ?）と仰せられたものです。「なんでここへ来たんだ?」はないでしょう！ 受付から回付されているレポートをご覧になればわかるはずでしょうが、といささかむっとしました。救急車で運び込まれた場合は、病状についてのかなり詳細な報告が救急車から病院側へすでに届いていますので、こういう質問はあり得ませんでした。"Intestinal Obstruction-like symptoms"（腸閉塞様の症状です）と答えましたところ、"Hum?

Who told you so?"（フン、誰がそう言ったんだ？）と来たものです。「私自身の過去の経験からそう思ったんだ！」と答えた心算だったのですが、わかったような、わからないようなご様子。その上、このヒッピードクター、私の日本語アクセントの強い英語がお気に召さないのか、通訳を呼んでくるから待っていろ、などと失礼なことをおっしゃった挙句、そのまま姿をくらましてしまったのです。もっとも、病状を英語でスムーズに説明するというのは、たとえ英語圏に住んでいるとはいえ、Business English が主体の私にとって少々むずかしいことは確かなのです。かと言って、通訳が必要だなどと言われたことは、在米四〇数年来、これまでに一度もありませんでした。ヒッピードクターの、そのこころない一言により、老いたる大和撫子の自尊心は少なからず傷つけられました。

さて、どんな通訳がお見えになるのかと、一時間近くもベッドの上で待たされたのですが、通訳はおろか、ヒッピードクターそのものが雲隠れしたまま、待てど暮らせど帰って来ないのです。ずっと付き添っていた主人がたまりかね、たまたま通りかかったスタッフに事情を説明しましたところ、間もなく別のドクターが来てくださり、「私はドクター・ナニナニです」とにこやかに自己紹介をなさいました。このドクターはヒッピーではなく、まともでしたし、通訳などつけなくても、私がお話しする症状の説明や、ヒッピードクターが雲隠れした経緯など、私の英語も、主人の英語も、難なく判ってくださったようでした。

このドクターの指示で、ＣＴスキャンと超音波の検査を受けることになりました。この時点では、症状はほとんど回復しておりましたので、いまさら検査など必要ないとは思ったのですが、そのドクターから、「検査をしてもOKですか?」とやさしく聞かれては、とっさにイヤですとも言えず、行き掛かり上、やむを得ずそういうことになってしまったというのが実情です。

それにしても、なぜ「検査をしてもOKですか?」などとお聞きになったのでしょう。CTスキャンの検査の際受ける放射能が発がん原因になるおそれあり、という話題が二〇一二年時点で新聞紙上を賑わしていたことは事実ですが、二〇一五年時点では、病院での不必要な検査が、医療機関と製薬会社との癒着に絡むものとして、マスコミで問題にされることが多くなって来ているようです。

話題を元に戻しましょう。かくしてヒッピードクター雲隠れのまま、検査が進められましたが、検査に携わった何人かのスタッフの方たちは、言葉遣いもかなりていねいで、患者に対するいたわりも感じられ、ヒッピードクターにより傷つけられた後だっただけに、こころ癒される思いがしたものです。CTスキャンの結果は、とくに異常はなかったとのことで、のちほど、スタッフの方がわざわざ私のベッドまで知らせに来てくれました。

退院に際しての病院側の対応

退院に先立ち、診察結果、CTスキャン及び超音波検査の結果レポート、さらに、プライマリ・ケア医との通院予約の必要性など、今後の注意事項をこまごまとプリントした、かなり分厚い書類一式が手渡されました。このあたりは、救急車による救急の場合とほぼ同様の扱いでした。

ハンチントン病院の一般外来救急医療体制の総合評価を、私の経験をもとに採点してみました。アメリカでは通常、ABCDFの五段階が用いられますが、日本での秀・優・良・可・不可の五段階にあたるでしょうか。

Ｆは Fail、つまり不可、落第です。以下は私の採点です。待合室での対応は〝Ｄ〟、ヒッピードクターは〝Ｆ〟、二番目のドクターは〝Ａ〟、検査スタッフは〝Ｂ〟、退院に際しての患者へ書類による通達は〝Ａ〟。落第点といえる〝Ｆ〟がひとつあるものの、一般外来救急治療体制のすべてが悪かったということではなく、良い面もあったことを認めた上での採点ですが、それでも平均点で行きますと、辛うじて〝Ｃ〟、つまり及第点スレスレと言ったところです。

この体験から学んだこと

上記のような事情で、翌日、帰宅できたのは朝の六時半過ぎでした。何十年ぶりかの「朝帰り」でしたが、「午前様」と言うには、少しばかり夜が明けすぎていたようです。

救急車による緊急治療の場合は、患者は救急治療室に寝かされ、あとはすべて専門の医師あるいはスタッフが面倒をみてくれますので、付き添いはいったん帰宅して翌日改めて訪問するということも可能なのですが、一般外来ではそういうわけにも行かず、付き添いの主人も、患者の私も、一晩中一睡も出来ない状態で、心身ともにクタクタでした。今後は、何があっても一般外来救急治療室だけはこりごり、というのが偽らざる実感ですが、この体験は、アメリカの救急医療制度の谷間に横たわるさまざまな問題点を知る上で、私にはよい勉強になったように思われます。

ここで思い出しますのは、「歳をとったら医療機関にはかかるな。かえって悪くなる。アメリカのデータでも、約八割の患者さんは医療機関にかかって却って悪化した」という言葉です（「環境と健康」〔読者のコーナー〕Vol. 25 No. 3）。京大ご出身の中村先生のお言葉で、中村先生は自然死を薦めておられるとか。また、免疫学の権威として知られる安保徹先生も、「四〇歳を過ぎたら健康診断はなるべく受けない方がよい。医者に色々言われれば当然弱い立場になり、どうしても医者任せになる。そうなると人間としての尊厳を維持するのが難しくなる」と言っておられます（『免疫力が上がる生活、下がる生活』ＰＨＰ文庫、二〇一二年）。

私もまったく同感です。残された人生の時間、できる限りポジティブかつクリエイティブに生き、静かに、安らかに、この世を去って行きたいと思うのですが、私のように開腹手術の経験者は、どうしても腸閉塞の再発は避けられないのだそうです。いわば時限爆弾を抱えたようなものなのでしょうか。それでも、やはり望むのは自然死。時限爆弾が炸裂する前に静かな自然死を迎えられるならばそれに越したことはないのですが、たとえ時限爆弾が炸裂しても、一般外来救急治療室に行くことだけは、もうこりごりです。

一晩の入院医療費が約一三〇万円

上記外来救急治療室の体験から一ケ月半以上経った一〇月の末、ハンチントン病院から入院費の請求が送付されて参りました。アメリカの医療費が桁外れて高いのは周知の通りですが、それにしても驚いたのは、たった一晩の入院、それも入院というよりは待合室で一晩中待たされた挙句のそのツケが、何と一万四二三〇ドル六〇セント（約一三〇万円）だったのです。それがどれほど高額であるかは、私自身の Social Security（政府が運営する老齢者年金保険制度）の一ケ月の受給額が二〇〇〇ドルちょっと（約二〇万円）と申し上げればお判りいただけるのではないかと思います。毎年所得税の手続きをしてくれる公認会計士の話によりますと、Social Security の受給額としては最高の範疇に入るのだそうで、高齢者の平均受給額はせいぜい八〇〇ドル（七万二〇〇〇円）ぐらいの由。私の受給額が飛び抜けて高いのは、通常六五歳から受給が始まるところ、私が七〇歳まで現役だったため、それだけ積立金が多くなったからなのだそうです。

二〇〇八年に救急車騒動（第4章5節）を起こした折の一週間の入院費の支払いは一〇万ドル超でした。ちなみに米国における賃金労働者の年間収入は、人種によってかなりの格差がありますが、最高とされる白人でも、四人家族としての年間収入中間値は一一万五〇〇ドル、最低の黒人に至っては白人の六〇％で三万四八一五ドルと言った有様です（March 20, 2015 *Los Angeles Times*）。

一週間の入院で一〇万ドル超！　一体、誰がそんな高額を支払えるのかと驚くばかりです。有難いことに、私の場合はメディケア*及び民間医療機関の二種類の医療保険による填《てん》補《ぽ》がありますため、自己負担額は、一〇万ドル超の支払いの折は一〇〇〇ドル前後、一万四〇〇〇ドル超の支払いの折は一二〇ドル足らずでした。民間医療機関が提供している健康保険は色々ありますが、私の場合は主人がアメリカの中堅企業に長年勤務したため、退職者に対する福利厚生の一環としてこの医療保険の恩恵を受けており、私は配偶者として、そのオコボレに預かっている、というわけです。

＊　メディケアとは、国が運営する高齢者と障害者のための医療保険で、六五歳以上の米国市民は、この公的保険受給の資格がある。ただし、米国市民権を持たない永住権保持者は、本人或いは配偶者が最低一〇年間 Medicare Tax を支払っていなければ受給資格は得られない。私の場合、米国市民権は所持していないが、永住権保持者として米国企業に就労、三〇余年にわたり、Medicare Tax を支

払っているので、問題なく受給資格があった。

米国における貧困者医療の実態

ここで思うのは、Medicare に入る資格もなく、また民間の医療保険を買うこともできない、無保険の貧困者達の医療は一体どうなっているのだろうか、ということです。

先のハンチントン病院での体験から、救急車により救急車専用の救急治療室に運び込まれた場合と、一般外来救急治療室に行く場合とでは、同じ救急でも、病院側の患者に対する対応に大きな格差があることを実感した私なのですが、一般外来とは言え、この病院に来られるという事は、少なくとも患者が何らかの医療保険を所持しており、その医療保険がこの病院でも受付可能ということで、いわゆる無保険の貧困者層との間には、大きな違いがあるわけです。二〇一四年にオバマケア**が実施されたことにより、状況は好転しつつあるようですが、米国が、先進国中、国民皆保険制度を備えていない唯一の国だったという事実は、未だに尾を引いているのではないかと思われます。自由診療を基本としているため、患者の所持している医療保険の種類によって、受け容れる病院が限定され、例えば、現に目の前で血を流している重症の傷病者であっても、「貴方の保険は当院では扱っておりません。他の病院へ行ってください」と、門前払いを食わされることもある由。すべてのひとに平等な医療が約束される国民皆保険制度の日本では考えられない実態ではないかと思われます。

** オバマケアとは、米国民の六人に一人が無保険であるという深刻な事態に鑑み、オバマ大統領が二〇一〇年に成立させた医療保険改革法は、低所得者に補助を行うことによって米国民医療保険加入率を抜本的に向上させるのが目的でした。二〇一四年の実施に至るまでの間、各方面から、様々な理由で反対の火の手があがり、その行方が危ぶまれておりましたが、紆余曲折はあったものの、どうにか落ち着きつつあるようです。

THE Clinic

米国における救急医療、特に貧困層への対策として THE Clinic と言うものがある事を知ったのは、三年前の一〇月のことでした。たまたま *Los Angeles Times* の第一面トップ記事として、THE CLINIC UP FOR RE-FORM -Healthcare's crucial test という大きな見出しで、South Los Angeles にある T. H. E. Clinic の物語が、全面三頁にわたる記事を載せていたのです。T. H. E. Clinic などという名前は、まったく聞いたことがありませんでしたので、何のことかと思いましたら、To Help Everyone のそれぞれの頭文字を取った名称なのだそうで、連邦政府の funding により、全米に一二五〇の診療所があり、二〇〇〇万人に及ぶ貧困者を対象にほとんど無料で医療を行っている由、オバマケアと呼ばれる healthcare reform の中核となっているのが、この T. H. E. Clinic の強化なのだそうです。Recession 以来、このクリニックを利用する患者の数は増加の一途を辿っているとのことですが、利用者のほとんどは黒人とヒスパニックのようです。

ＴＰＰを巡る医療の国際化問題

ＴＰＰへの加入の是非を巡っては、長期にわたり活発な論議が展開されておりましたが、その実態がどういうものであるのか、そしてＴＰＰへの加入が日本の将来にどんな影響をもたらすものであるのかをはっきりと見極めることもないままに、これまでを過ごして来た私でした。たまたま友人から贈られた藤原正彦さんの『卑怯を映す鏡』（新潮社、二〇一二年）という本に収められた「平成の壊国」というエッセイの中にＴＰＰに触れた一文があり、これを読んで、頭から冷水を浴びせられたような気分になったのでした。

藤原正彦さんによりますと、「ＴＰＰは、「二〇一五年までに農産物、工業製品、サービスなどすべての商品について、例外なしに税関その他の貿易障害を撤廃する」ことを目標としており、重大なのは、サービスに金融、法律、医療、労働、保険、公共事業などまでが含まれていることだ」と言うのです。つまり、何もかも市場原理に委ねる、という市場原理主義、強欲資本主義による構造改革を迫るものだ、とのこと。心底ゾッとしました。このままでは、日本が日本でなくなってしまう！

これまでにも、アメリカの後ろ盾が欲しいばかりに言いなりになり、破壊されてしまった日本古来の伝統や文化は数限りなくあるように思えます。戦後日本の経済復興を支えてきた終身雇用制度の崩壊もその一つですし、相次ぐ米国型大型店舗の進出により、昔懐かしい、そして人間的な温かみのあった小売店が街から姿を消してしまったのも、そのひとつでしょう。国民の誰もが平等に医療を受けられる日本の国民皆保険制度は世界に誇るもの、これだけは何としてでも護っていただきたいと、後進国並の超先進国アメリカに住む一日本人として、心より願わずには居られません。

（秋山麗子）

第4章　超高齢者社会を爽やかに生きる

1　死にともない……………………………………本庄　巌（耳鼻咽喉科医）

禅の高僧は死に臨んで最期の言葉、遺偈《ゆいげ》を書き残します。もちろん日ごろから練り上げていた文章なのでしょうが、弟子に体を支えられてしたためた遺偈には心打たれるものがあります。しかし江戸時代、博多、聖福寺の仙厓和尚は死に臨んで「死にともない」といわれたそうです。その率直さに惹かれますが、機知に富んだ仙厓さんのことですから後でぺろりと舌を出しておられたのかも知れません。

死を看取るということ

私は若いころ死ぬのが怖かったのです。今でも怖いのですが若い時ほどではありません。医者になったのも死を医学的に理解して少し楽になろうと思ったからです。しかし医学を修めても背後から襲ってくる死を恐れる気持ちはあまり薄らぎませんでした。医学、医療は老いと病に対してはいささかの力を発揮しますが、定められた死に対しては何も出来ないことが分かりました。医学部では死に関して語られることはありませんでした。解剖実習は人の死に動じないための最初の関門だったようです。

私の場合、耳鼻咽喉科医としての研修を始めたころから、上顎がんや喉頭がんなど頭頸部がんの患者を次々と受け持たされ、死を看取ることが度々でした。しかし指導医からは患者の死に臨んだ際の医師としての心構えを教わったことはありませんでした。私たち医師は終末期にある患者や家族の悩みや苦しみに共感することはむしろ避けてきたようです。私にできることは患者の栄養や呼吸の管理と最期の時の救命措置などでした。死を遠ざけ生を守ることが私の役目だと思っていました。

振り返ってみて患者の悩みを共有することは、医師としての冷静な判断を曇らせることになると恐れていたようです。白衣を脱いで患者に接することができませんでした。

医師は自分の肉親の医療は行ってはいけないとされていますが、これは医療というものの宿命なのかもしれません。しかし死が近い患者にとっては医師が唯一の頼りなのです。このときに患者の悩みや苦しみに共感できる優しさがあればと思います。もちろん肉親に接するほどに寄り添うことはできないでしょうが、臨床医には悩める人の心情に共感できる能力が必要ではないでしょうか。

それまで治療に当たってくれた主治医から、もう何もすることがないので他の病院に移ってくださいと宣告された時の患者の絶望はよく聞く話です。決して肉親にはそのような宣告は出来ないでしょう。

すぐれた医師とは

一〇数年前、私の母は肺がんの手術を受け五年余り無症状でしたが、対側の肺に転移をして亡くなりました。がんの告知は受けておらず最期まで主治医や私を信頼し前途に希望を持ち続けていました。私は月に一度は九州の母を見舞って話し相手になっていました。おかげで晩年の母とは濃い時間を持つことができました。次第に呼吸困難に陥ることが心配でしたが、酸素吸入で十分でした。今でもがんを知らせなくてよかったと思っています。

前に勤めていた新設の医科大学では入学試験に面接がありました。私は「腕は良いけれど冷たい医師と、あまりさえないけれど親切な医師とどちらがよいですか」と聞くのが常でした。答えに筋が通っていればどちらでも良い点をあげていたのですが、ほとんどの答えは前者でした。たしかに治る病気の時は冷たくても腕の良い医師の方がよいのですが、私たちが最後に罹る治らない病気の場合、文句なしに優しいお医者さんの世話になりたいものです。

ハワイ大学の医学部入試では面接が重視され、たとえ筆記試験の成績がよくても、面接の結果が悪いと不合格になると学部長さんから聞きました。一人の受験生に心理学の専門家を含む複数の試験官が時間をかけて面談するうちに、医師にふさわしい資質の有り無しが分かってきて、複数の試験官の採点結果は不思議と一致するそうです。日本ではまだこれほど面接が重視されていませんが、医師に適した優れた人材を得たいという大学当局の熱意如何によると思います。基礎医学を目指す学生は頭脳第一でなければなりませんが、臨床医の場合はまず人間性、そして頭脳ではないでしょうか。

手当ての心

話しは変わりますが以前、私は激しい腰痛に悩まされ夜も安眠できない時期がありました。私を診察した三人の優秀な整形外科医は、ＣＴやＭＲＩを撮って原因が腰椎の変形にあることをつきとめてくれましたが、治療は鎮痛剤だけでした。私の背中を触ってくれた医師は誰もいませんでした。思い余って親しい指圧師に相談しました所、私の脊柱の左右を頸部から腰部まで注意深く触診して問題の個所を発見し、そこを暖かい手で時間をかけて指圧してくれました。そして何回かの指圧で私の腰痛は嘘のように治ったのです。これぞ手当というものだと思いました。期せずして医療の原点を教えられたのです。

さて私はかねて患者を全体として眺め、体質を示す証を求めて投薬を行う漢方に興味を持っていました。この医療が西洋医学的な面から解析できないものかとも考えていました。一〇数年前、京都で漢方の研究会を主催した折に、河合隼雄先生に講演をお願いしました。その中で先生は東西の融合は難しいという趣旨のことを話されました。講演の後でいま一度これをお尋ねしましたが、やはり東洋と西洋の接点はないでしょうとのことでした。私は少し落胆しましたが、最近日本の医学部でも漢方の時間を設けるところが増えてきたと聞きます。漢方では患者の身体の状態をていねいに調べて証を得なければなりません。同じ薬でも虚証の人と実証の人とでは効き目がまったく違ってくるのです。舌診、脈診、腹診などの視診と触診を行い、患者の訴えや病歴を聞き取る漢方本来のやり方は、まさにナラティブ・ベイスト・メディスンの精神に一致するものです。ここに西欧思想に基づくエビデンス・ベイスト・メディスンと東洋医学との接点が生まれるのではないかと期待しています。

齢をとると死への怖れを達観できるかと思っていましたが、若いころとあまり変わりません。これは生物としての宿命なのでしょうか。東京有楽町の出光美術館には仙厓和尚の禅画、老人六歌仙が展示されています。「皺がよる　黒子ができる　腰曲がる　頭ははげる、ひげ白くなる」は老人性の変化として致し方ないのですが、「聞きたがる　死にともながる　淋しが

る　心は曲がる　慾深くなる」は老いの宿命をずばりと指摘した言葉でしょう。

2　九〇歳の夢……………………………中井吉英（心療内科医）

生死のはざま

本庄さんの発句には、生老病死の医療を考える上で柱石になる言葉と詩情が散りばめられ、仙崖和尚の「死にともない」を初句と結句にし、若いころの死への不安を軸にして詠まれています。第一人称の死と対峙し続けることが人間性豊かな医療者を育てます。「生死」は人間にとって永遠のテーマなのでありましょうが、あらゆる創造の源泉でもあるのでしょう。

私も小学生低学年に粟粒結核や疫痢に罹患し、死の淵を彷徨った体験がその後の人生を決定づけました。その頃から死を意識し生きてきました。死への不安を克服するためであったはずです。いやむしろ、そこから生の意味を求めていたのでありましょう。一〇代より哲学、文学、宗教の本を読み耽りました。しかし、本庄さんも詠まれているように、死への不安は年を重ねるごとに薄れて行くものですね。

大自然の夢

四〇代後半に芹沢光治良の著作に出会いました。芹沢光治良（沼津市出身、一八九六～一九九三）は九六歳まで生きた小説家です。わが国ではあまり知られていませんが、フランスをはじめとしたヨーロッパで著明な小説家です。ソルボンヌ大学に留学し多くの知識人、文化人と交流しましたが、滞欧中、結核に罹患し、スイスで療養します。帰国後に書きあげた「ブルジョア」で文壇に登場。その後、「巴里に死す」（新潮社、一九四三年）は森有正によりフランス語に訳され、たちまち一〇万部のベストセラーとなり、一躍世界にその名を轟かせることになります。やがてノーベル文学賞候補にもなり、フランスの文化勲章と言われるコマンドゥール賞を受賞します。しかし、何よりも特筆すべきは、八九歳より書き始めた「神の微笑」からはじまる神シリーズ八巻だと個人的には思っています。「いのち」、「人生」といった生老病死が作品のテーマであり、その内容は人間存在の深淵に触れるものです。

芹沢はシリーズの中の「大自然の夢」の文中に、九〇歳にもなれば、縁側で日向ぼっこをし、うつらうつらしながら、あの世とこの世を行き来することができるようになる、といった内容のことが書かれていました。このような心境を味わいたいと感じ、学生時代より続けてきたテニスを九〇歳まで続けてみよう、元気で長生きしてみたい、と思うようになったのは、この頃からです。

科学者と宗教

二〇一一年八月六日に故菅原努先生が会長をされていた「科学進歩日本委員会（Japan Council for Scientific Development：JCSD）」設立二〇周年記念会議が開催されました。これを機会に、菅原先生の書かれた書物や文章を読んでいたところ、亡くなる数ケ月前、病室にて対話形式により収録された「こんにゃく問答（三）宗教と科学」を見つけました。読んでいるうちに、次の様な文章に出会いました。

「…宗教といえば、私は、数日前まで主治医から容態が急変する可能性が高いことを告げられ、死を覚悟して毎日を過ごしていましたが、そのとき不思議な経験をしましたよ。元気なときには、自分を取り巻く諸々のことが頭のなかを巡って絡み合いながら忙しく生活してきました。しかし、自分で死を覚悟せねばならないような状況になってほとんど何もできなくなると、頭の中がスーと空っぽになって澄み渡って、自分があるのか無いのか判らなくなってゆくのを感じました。釈迦が『我』を感じていることが錯覚で、それを知ることが『悟り』といったことが何となく理解できそうな気がしました」。

（公益財団法人　ひと・健康・未来研究財団ホームページ　http://www.jnhf.or.jp/）

また、二〇一二年九八歳になられた脳神経解剖学者の岡本道雄先生（元京都大学総長）の文章にも出会いました。京都医報（第四一号、二〇一一年一二月号　追悼集）に掲載されていたT・

M先生の追悼文の中に、「ようやく一〇〇歳近くなって人間の魂は永遠に生きつづけることを信じられる気持になってきているので……」と先生の心境が語られています。さらにドイツの精神科医であり哲学者であるヴィクトーア・フォン・ヴァイツゼッカー（Victor Von Weizsäcker）の大著、『パトゾフィー（Pathosophie）』について、「私共が平沢先生から習った人間の心の世界、心を持った人間のこの世の生活は受苦の世界であります。この世は人間の心のあり方で苦しみの世界、しかもこの生と死はともに神仏の御心に従ったものであることをこの本は教えてくれています」と。

芹沢光治良の小説で書かれていたことと表現こそ異なりますが、お二人の先生の近しい心境に驚きました。私も味わってみたい。九〇歳までテニスを続けることの夢が膨らみます。

学生時代に体育系クラブの入部を選択する際の条件として、屋外スポーツであること、年をとっても一生できることを考えました。この二つの条件を満たしたのがテニスでした。よく五〇年も続けることができたと驚いています。下手の横好きです。いやいや、下手だから続けられたのに違いありません。

運動の勧め

身体活動に関する勧告（Global Recommendations on Physical Activity for Health）がＷＨＯより

五〜一七歳未満、一八〜六四歳、六五歳以上の三段階の年齢層ごとに分けて発表されました（2011.2.4 ttp://www.who.int/dietphysicalactivity/pa/en/index.html）。また、慢性疾患を予防するために必要な運動量や強度、頻度、期間、種類などに関する具体的な推奨が示されています。報告をまとめますと以下のようになります。

（1）一週間一五〇分以上の運動により、がんや心血管疾患のリスクが低下する。

（2）運動不足は全世界で、①年間三二〇万人の死亡、②六七万人以上の早死に（六〇歳未満の死亡）に関与している。

（3）がん、心血管疾患、糖尿病、慢性呼吸器疾患の予防と管理に運動増進政策が必要。全世界の死亡六〇％以上に四つの疾患は関連し、年間三五〇〇万人以上が死亡している。

（4）六五歳以上では、非感染性疾患である生活習慣病と中枢神経系疾患であるうつ病や認知機能低下のリスクを減らす。

なお、定期的なエクササイズやスポーツなどのほか、余暇やレジャーでの身体活動、移動に伴う運動（ウォーキングやサイクリング）、職業や家事に伴う身体活動などが含まれています。この報告で興味を引くのは、定期的な運動が認知症を抑制することでしょう。最近、認知症予防に関する運動効果の研究が報告されるようになりました（Robert D. et. al. Walking and Dementia in Physically Capable elderly Men. Honolulu-Asia Aging Study. JAMA292.1447,2004.)。

心身ともに元気で長生きしたい。高齢者の誰もが抱いている夢です。九〇歳近くにもなると、死への不安はどのように受け入れられていくのでしょう。

菅原努先生は若い頃からテニスと音楽（楽器演奏）を愛されていました。八〇歳を過ぎても、よく歩かれています。先生はお亡くなりになる直前まで明晰で知的好奇心旺盛な頭脳と、若者のように柔軟なハートと、老賢人のような穏やかさと智恵をお持ちでした。先生は老年期の理想像であり私のモデルでもあるのです。残念ながら、先生に死への不安についてお尋ねすることはできませんでしたが、先生のご心境は先述した通りです。

健康寿命

以前、健康指標プロジェクト委員会の主催する講演会で、辻一郎先生（当時、東北大学医学部助教授）の「健康寿命」という話をお聴きしました。講演で最も印象に残ったのは、先生自身のコホート研究です。仙台市の二つの地区の六五歳以上の高齢者集団を対象に、定期的にプールでの水泳に参加してもらった地区とそうでない地区（コントロール）の長期追跡調査であったと思います。その結果、水泳に参加したグループはコントロールのグループに比べ平均寿命だけでなく健康寿命が延長し、平均寿命と健康寿命との間の期間が短くなるということでした。俗な言葉で言いますと、「元気で長生きし、家族に迷惑をかけずコロリ往生」ということだったと記憶しています。

先生から後日いただいた、『健康寿命』（辻一郎、春秋社、一九九八年）によりますと、「健康寿命」の定義とは、心身ともに自立した活動的な状態で生存できる期間です。つまり、あと何年、自立して健康に暮らせるかを測定するものです。「活動的平均寿命」とも言います。

日本人の平均寿命は世界最長ですが、健康寿命はどうなのでしょうか。

年齢別・元気高齢者および要支援・要介護者区分別にみた人口統計傾向（「弘前大学教育学部紀要」第一〇一号、二〇〇九年三月、七八〜八九頁）によりますと、六五歳以上の元気高齢者は八〇・六％です。さすがに、八〇〜八四歳では六七・六％、八五〜八九歳が三七・七％、九〇歳以上になりますと一九・二％と元気高齢者の頻度は低下します。辻先生は、きっと八〇歳以上の元気高齢者の占める頻度を高くするために研究と活動をされたのでしょう。

アメリカと仙台市の平均余命と障害をもつ期間との関係を調べた辻先生の調査結果によりますと、日本人は長生きであるのに加えて、健康寿命も長く、障害を抱えて生存しなければならない期間は短いそうです。ただし、脳血管疾患のような後遺症を残し、身体機能に障害が生じてしまうと、そこからの回復は少なく死亡率は高くなります。言い換えますと、日本の高齢者は元気なうちはよいのですが、障害を生じてしまうと悲惨になるというわけです。その要因としてリハビリテーション医学の著しい立ち遅れなどが挙げられています。

加齢と老化

一〇年程前に急に飛蚊症になりました。当時勤務していた大学病院の眼科教授（女医）の診察を受けました。先生は病態を絵に書いて説明をしながら、「この症状は年齢的なものですね」と。私は、「先生、老化ということですね」と聞き返しますと、「老化じゃありません。加齢ですよ」とやさしい声で答えてもらいました。なるほど加齢によるものなのかとほっとした心地でした。老化というと心に堪えます。しかし、加齢と言ってもらうとすんなり受け入れられるものです。以来、飛蚊症を気にしたことは一度もありません。医師の言葉は、患者を絶望の淵に追いやったり希望を抱かせたりするものなのですね。

さて、加齢と老化はどう違うのでしょうか。先述の辻先生によりますと、加齢とは年齢が加わること、つまり時間の経過を意味しますが、老化とは加齢とともに心身の機能が低下することで、この二つの言葉には天と地ほどの違いがあるわけです。加齢は万人に同じスピードなのですが、老化はまったく個人差があり個別の現象なのです。従って、健全な加齢が大切なのですね。

それから、高血圧症や糖尿病、高脂血症の発生に対する遺伝の影響力は年齢とともに弱まり、逆に、生活習慣が大きな影響を及ぼします。六五歳を過ぎると血圧値の遺伝的影響は一二%に低下し（六五歳未満では血圧値は六二%までが遺伝により決定される）、血中中性脂肪は六六歳までの人では約八〇%が遺伝により決まりますが、七〇歳以上の人では一〇%以下になると言われています。高齢者になりますと、生活習慣、環境の影響が強く、そのため個人差が非常に大きくなるとともに、生活習慣をより健康な習慣に変えることが可能になるわけです。現在では、認知症も生活習慣病として捉えられています。

人生の達人、貝原益軒

私は大学定年後の晩年に人生の焦点を当ててきたような気がします。先述の芹沢光治良の小説に出会ってからなのでありましょう。そのように考え始めた時、貝原益軒に出会いました（山崎光夫『老いてますます楽し――貝原益軒の極意』新潮新書、二〇〇八年）。

貝原益軒（一六三〇～一七一四）は江戸時代前期に生きた儒学者で、「歩く儒学者」と呼ばれるほど日本国内を旅した人です。彼の代表作として、『養生訓』が最も知られています。当時の平均寿命が三〇代後半という時代ですから、益軒の八五歳という年齢は、今ならゆうに一〇〇歳を超えているはずです。膨大な著作物（九八部二四七巻）を残し、儒学にとどまらず幅広い領域に及んでおり、来日したシーボルトは益軒を日本のアリストテレスと高く評価しています。しかも著作物の多くは六〇歳を超えてからです。

益軒は生まれつき病弱で体力は人並み以下、しかも数種の持病に生涯悩まされていたようです。そのような人が松尾芭蕉以上に歩いて日本国内を旅したのですから驚きです。今なら、ウォーキングという運動が生活の一部だったのです。しかも、旅によって益軒は実に多くの交友関係を持ちました。スポーツそのものの健康に対する効果以外に、スポーツを介して交流が増え絶えず刺激を受けることも大きな効果です。益軒はそれを実践していたのです。

晩年に向けての気力と体力が益軒の後半の人生にどのような影響を与えたのでしょうか。彼が退官し隠居したのが七〇歳です。それ以降、八五歳で亡くなるまでに、『養生訓』をはじめとした主要な三〇冊近い書物を世に送り出しています。まさに「晩年力」です。

その秘密はどこにあったのでしょうか。

子どもの頃より虚弱だったため、かえって、身体と心の声を聴きながら、実証的に自己観察、自己評価をしつつ「観の目」を養って行きます。しかも養生日記をつけながら、暮らしの中で、こと細かく症状とそれに関わる要因を観察し、食養生、漢方薬の処法、湯治を試みて、その結果や効果を記録しています。益軒はまた彼と夫人の体重を何度も記録しています。この時代には稀有なことです。まさに行動医学（行動科学）を実践していたのです。セルフコントロールの達人だったのですね。このことが彼の長寿に深く関わっています。「柳に雪折れなし」

を地でいった人なのです。

武家の伝統的な食事は、朝夕二食でしたが、江戸期に三食となり、経済的に豊かになった元禄時代は四食となります。この時代は現代の日本のように、グルメブーム、過食、肥満であったようです。益軒は徹底して小食を勧め、食事の詳しい内容を『養生訓』に書き遺していいます。暴飲暴食を続けると元気が衰え短命であると警告しています。小食が免役能を高め長寿遺伝子を発現させることが明らかになっています。益軒の食養生は現代に照らし合わせて、まったく理にかなっていたのです。

益軒八一歳の著書に『楽訓』があります。人生を楽しむ理由と楽しみ方について書かれた指南書です。『養生訓』をからだの指南書とすると、『楽訓』はこころの指南書というべき内容です。その書で、「みづから楽しみ、人を楽しましめて、人の道を行はんこそ、人と生れたる甲斐ありて」と記しています。長命が目的ではなく人生を楽しむための手段だったにちがいありません。「和楽」と「清福」を生き、年を経るとともに脱皮を繰り返した人生の達人でした。

先述の山崎光夫は貝原益軒について、「益軒は晩年の人だったが、晩年には晩年なりになすべきことがあると信じていた人である。その晩年のために体力と気力を養い、また、天命を悔いなくまっとうできるよう養生を貫いた人である」と評しています。

益軒の文章には暗さがありません。淡々と天道に生死を委ねた生を貫いています。いつ何が起こっても不思議ではない健康状態が、彼の生き方に深く関わっているのでしょう。死生観といった肩肘張った考えを持たず、老いとともに一日を楽しく味わう術を身につけ、「和楽」を積み重ねていったのでありましょう。それが生死という時間的制約を越えて穏やかに生きた益軒の真骨頂であったのです。

本庄さんの発句を受けて、年とともに死への不安は薄らいで行くこと、三人の先達の晩年の自由自在な心境、「晩年力」をつけるため九〇歳を超えて生きてみたいと願う私自身の夢について詠んでみました。読者の皆さんの「晩年力」はいかがですか。

3　超高齢社会に生きる——二〇五〇年の日本……………小笹寧子（循環器内科医）

長寿の意味するところ

本庄さんは、江戸時代の仙厓和尚が、八八歳でいよいよ臨終という時、「死にともない」とつぶやかれたお話を紹介されました。仙厓和尚は、「死にともない」＝「死にたくない」という言葉を通じて人生の素晴らしさやいのちの大切さを弟子や後世の人々に伝えようとしたのではないかと思います。中井さんは同じく江戸時代に八五歳まで長生きした貝原益軒の『養生訓』

を紹介されています。二人とも、当時としては長寿者の代表格です。仙厓和尚は禅を通じて、益軒は儒学を通じて、出来る限り養生し長寿を全うされたようです。当時の平均寿命は四〇歳以下ということですから、八〇歳以上まで生きるためには本人の相当な努力や運の良さが必要だったろうと予想されます。労働力や食料も不足していた当時は、自立していない老人が医療によって生きながらえることはほぼ無かったと考えられ、長寿を全うするためには自立が前提であったことでしょう。晩年を迎え、最期のときまで大切に生ききった仙厓和尚と貝原益軒ですが、現在の日本では、彼らのように超人的な努力を必要とせずとも長生きすることが可能となり、平均年齢が男女ともに八〇歳以上となりました。しかし、「長寿」の意味するところは変化してきています。

先日、山室隆夫先生の『不老長寿を考える』（ミネルヴァ書房、二〇一二年）という本を読みました。日本は現在、世界一の長寿国でありながら、「長生きはしたが寝たきり」の高齢者が増加し、このままでは二〇五〇年に日本人の一八人に一人が「寝たきり」という恐るべき社会がやって来ると書かれていました。この数字を見て、「そんなものかな……」と納得してしまうから怖いものです。

山室先生は、「癌、高血圧、糖尿病、脂質異常症などの生活習慣病は人の生命に関わる病気であり、一方で認知症、神経麻痺、骨折などの生活機能病は人の身体的自立に関わる病気である」と書かれています。ただ、最近は医療の進歩により、がん、高血圧や糖尿病の結果として起きる心血管病を患っても、長生きする人が増えてきました。

実際、循環器内科の病棟に入院される患者の平均年齢は約七〇歳ですが、最近どんどん高齢化してきており、八〇歳、九〇歳で心臓の手術を受ける方も少なくありません。しかし、これらの患者では治療により症状が改善して自宅に戻っても、また悪化し再入院することがしばしばです。心血管疾患の終末状態として「心不全」という病態があります。心不全の患者は入院加療により症状が改善しても、退院から一ケ月以内に一〇％の患者が、半年以内ですと五〇％もの患者が再入院します。

「生活習慣病」は介護において大きな問題となります。若い患者でも、禁煙・服薬・食事療法・運動療法などによって、健康的な生活習慣へ変容するのに大変な努力を必要としますが、高齢者ではさらに難しくなります。高齢者の多くは、心理的に柔軟性が乏しいことや身体的にも行動変容の実行能力が低いことから、生活習慣の改善が自力では不可能なケースが多いです。

高齢患者の養生の難しさ

食事療法を例にあげます。心臓病の患者、とくに心不全の患者では、過剰に摂取した塩分や水分を排泄し体液量を適正に維持するために必要な心臓や腎臓の機能が低下しているため、食事療法として塩分摂取は一日六グラム未満に抑える必要があります。これは、きつねうどん一杯分に相当する塩分量です。塩分やカロリーを計算してバランスのとれた食事を一日三食摂取するのが食事療法としては理想的ですが、こうした食事の準備は、独居老人や二人暮らしの高齢者ではほぼ実現不可能です。食事を自分で作らず（作ることができず）に、お店で売っているお惣菜を買って食べ、塩分摂取過剰からあっという間に心不全が悪化するというのが再入院の原因の多くを占めています。

介護者が治療食を準備出来ればいいのですが、老老介護であったり、同居の息子や娘がいても仕事があったりなど様々な事情により、十分な介護が困難なケースが多くあります。むしろ、自宅において理想的な食事療法が実践出来ている患者の方が少ないように感じます。

食事だけではありません。自宅では温度調節が難しかったり、無理な労働をしなければならなかったりして、入院中のような心臓への負担の少ない環境が作れません。薬についても、服薬間違いや服薬忘れなどがしばしばです。自宅に戻ると禁煙も守れずに、喫煙を再開したりするひどい患者もいます。自宅での治療環境を整えることが出来ない患者は、病院に入院すると症状は改善するものの、退院するとすぐに悪化というパターンを繰り返します。心不全という病態はそれだけでも筋肉の委縮や変性を来たしますが、入院してベッドに横たわる時間が長いと、廃用の要素もかわり、いっそう足腰の筋肉が弱ります。そして入院を繰り返すうちに、立ち歩くことが困難となり、転倒して骨折などすると事態はさらに深刻となります。

医療の環境を整える

人間の寿命を決定するのは、①遺伝子、②環境、③医療の三つであると考えます。遺伝的には人間の寿命は一五〇歳とされています。しかし、古くは飢餓・感染症・戦争などにより、また現在も不適切な食事・運動不足・放射線などの環境要因によって寿命を全う出来ることはありません。この一〇〇年間の医療の進歩は、多くの致死的疾患からの救命を可能にしてきました。遺伝的疾患については、以前は治療不可能と考えられていましたが、最新の医療は「遺伝子」へも介入できるようになりました。

しかし、今なお「医療」は「環境」を克服できてはいません。二〇一一年の震災でも、地震、津波、そして原発事故による環境の変化がいかに多くの人々の命を奪ったか、現在の医療の限界が浮き彫りになりました。このような災害はそう頻繁に起こらないものですが、喫煙・食事・運動は毎日人体に影響を及ぼします。われわれ医療者は、個々の患者の日常生活や環境にもっと注意する必要があると考えます。高度先進医療を推進する前提として、ひとり一人の患者の「養生」が達成出来るよう、社会力を総動員して取り組むべきでしょう。

高齢化社会で生まれ、高齢社会で成長してきた私自身は、「死ぬこと」や「歳を重ねること」よりも、「自立できなくなること」を恐れています。

今すでに高齢になられている先輩方よりも介護問題を間近に見る機会が多く、「長生き」よりも高齢者の「自立」に期待します。「介護」も辛いことばかりではないことは分かっていますが、介護される側、する側も、多くの犠牲を伴います。二〇五〇年には日本人の一八人に一人が「寝たきり」ということですが、生きていれば七五歳の私は、その一人になっていないかどうか心配です。

4 一本の道……………………………上田公介（泌尿器科医）

田北先生との出会い

本書も佳境に入ってきたような気がします。どの先生も個性があり、独自の道を歩んでおられます。一体いつまで寿命が続くのか、そんなことは関係ないようです。ただ自分の信じた道を突き進んでゆくという強い意志が感じられます。ひるがえって、自分のことを考えてみますと、まだまだ迷いが多いように思われます。そこで、自分が実際出会った人物に焦点を当ててみたいと思います。それも同じ郷里から名古屋にでてきた大先輩で、今日の自分の精神的成長に影響を与えてくれたと考えられる人を紹介したいと思います。そして、自分ならこの人と同じような霊的な高い生き方はできないだろうが、それを目指して命のつきるまで追求したいと考えております。

私が医学部に入学して間もない頃でした。父は誰も知り合いのいない名古屋に田舎者が生活するには何かと迷うことが多いだろうということで、最初は松田さんという大名古屋ビルジングに勤務している方を紹介してくれました。彼はとてもダンデイな方で田舎者の自分を食事に連れて行ってくれました。二〇歳頃の若者からみれば、とてもまぶしい存在でしたが、このようなカッコいい人にはなれないなと感じておりました。彼は三菱電機に勤めておられ、同じ村出身だったのです。また山登りを趣味にしておられ、月ケ瀬マラソンでも優勝したそうです。月ケ瀬マラソンというのは毎年梅の季節になると、伊賀上野高校全生徒が高校を出発してゴールとなる月ケ瀬梅林まで約二〇キロの道のりを走ることであり、旧制中学時代から現在まで続けられている伝統的行事です。女子は男子より一時間前に歩いて出発します。これを男子が走って追い越していくのです。誰が考えたのかよい考え方です。女子を追い越す時だけは一生懸命走っておりました。まあ、このようなことで学校の教則である「自強不息」ということを鍛えたものと思われます。この松田さんは月ケ瀬マラソンで何度か優勝したことのある健脚の持ち主でしたが、晩年奈良の大峰山に登山中、足を滑らせて谷底に転落し亡くなりました。

そのような時に同じ村出身の田北耕也先生を紹介していただきました。田北先生と自分は呼んでおります。田北先生は当時カソリックの神父様で南山大学の教授もされておりました。田北先生のお宅にお邪魔すると、とても素敵な奥様がおられ、美味しいクッキーや紅茶をご馳走になりました。その内、近くの聖霊教会にも連れていかれ、だんだん先生の経歴が明らかとなってきました。

田北先生は村一番お金持ちの庄屋の息子でありました。そのまま村にとどまれば何の不自由もなく立派な家を継ぎ、お嫁さんをもらい、平和な一生を過ごされたことと思います。ところが、一〇代の頃に何を思ったのか、突然家を飛び出します。村を捨てたのです。そして大阪で丁稚奉公をしておられました。そこで安住するような田北先生ではなく自分を磨くために当時京都にあった「一燈園」というところへ転がり込んだのです。そこではもっぱら托鉢僧のようなことをされたようです。五条の橋を隅から隅まで綺麗に掃除してその夜は橋の下で寝たとのことです。そうすることにより警官も見てみぬふりをして橋の下で眠ることを許してくれたとか。その当時の警官はあやしい者がいると容赦なく刑務所に入れたというくらい厳しいもので、現在とは格段の差があります。そのような状況ですから相当な覚悟が必要であったようです。またある時は市電（路面電車）に乗り降りするお年よりの手助けをしていると、いつの間にかパン代くらいはポケットに入っていたのだそうです。

先生のおっしゃることは、「人間は何かして自分の食べものにありつけないといけない」というのが持論でした。「人は他人に役立つ何かをして報酬をえるのだよ」という教えでありました。

国をたよる現代人の弱さ

昨今の日本の風潮をみていますと、年金、年金と騒ぎ、一部の年寄りが若者からお金を奪っています。今までの年寄りは明らかにいい思いをしています。健康でまだ十分働く余力のある方でも年金生活で悠々と毎日を暮らし、温泉や海外旅行を楽しみ、地下鉄や市バスはタダ同然。彼らにも言い分があるでしょうが、いくら高齢者でも働けるうちは働いて自分の食い扶持くらいは稼ぐべきではないでしょうか。もちろんそのようなことができない弱者と呼ばれる人達には、それなりに国からの援助が必要だと思うのですが。たとえば若い頃にはやくざまがいのような生き方をして社会に迷惑をかけていても、年取ったら病気になり、生活費から医療費まで何でも生きていくために必要な物を国から支給してもらうという、日本という国はまるで有り難い天国ではありませんか。気ままな生き方をしていても困ったら国から面倒をみてもらえるのであれば、真面目に働き、少ない給料から税金や年寄りのための年金がさしひかれる若者が、虚無感に陥るのも理解できます。

またそれ以上に公務員の堕落が目立ちます。楽をしていても給料がもらえるという風習では国家は滅びます。仕事ができなくとも三〇年、四〇年と公務員でとどまっておれば、莫大な退職金や年金が保証される。それこそ共産国家よりひどいですね。国家財政が破綻しようとしているのに公務員だけが無関係ではありません。その誤りを指摘する政治家が必要ですが、しかし、まともな政治家が少なく、自分だけが火の粉をかぶりたくないというのが彼らの保身術です。二〇一一年の未曾有な大震災に際して、どこかの幹事長が「相手の党略に乗りたくないから」という理由で、「日本を救うためにここは党を超えて協力してほしい」という民主党の要望を蹴りました。彼らには日本の国家非常事態を救うつもりは毛頭なく、ただ党利党略のために動いているだけです。誰かが「国会にいけば猿はいくらでもみることができる」と話したそうです。彼らがあの時期に「それでは国家存亡の時期だ、党利党略を捨ててでも政治家が一丸となり、国を立ちなおすために働こう」と言えば、国民も彼らの言うことに従ったでしょうが。政治家は特に非常事態を迎えた時にこそ本心がみえてくるものです。日露戦争の折に活躍した秋山兄弟をはじめ、国家のために命を捧げた優秀な人材に恵まれていた日本人は一体どこへいってしまったのでしょうか。お上から下々まで自分のことだけを考えるのに精一杯の現在の日本人。どこまで成り下がればいいのでしょうか。

年でも私は年をとっても、死ぬまで働いて税金を払う生き方の方を選択しようと思います。年金に頼らず、親からいただいた有り難い体を十分に使って、人間らしい生き方を望んでいます。働いて、働いて、その結果、ある日突然ころっと死ぬというのが理想的であります。誰かが「ＰＰＫ（ピンピンころり）」というのが理想的な死に方だと言うのも一理あります。

生涯を全うするために

さて、田北先生はこのような修養生活によっても精神が満たされないことを自覚し、突然長崎県五島列島に行き、隠れキリシタンの研究を始めます。一軒一軒家を訪ね、隠れキリシタンのことを調べたといいます。最初はみんな何も話してくれず、黙っていたそうです。隠れキリシタンということが知られるのを極端に恐れていたようです。というのも江戸時代の宗教弾圧は想像を絶するものがあり、有名な踏絵というものがあります。キリスト像を踏めないと信者とみなされ、一族郎党打ち首になったそうです。そういう厳しい弾圧にあっても彼らは信仰を捨てなかったのです。ある家にいくと、仏壇や神棚の裏に十字架が隠されていたそうです。そして今の時代にも隠れキリシタンということが知れるのを恐れていたそうです。そんな田北先生の地道な研究が認められ、ローマ法王にも謁見がかない、隠れキリシタンが正式なキリスト教徒として認められるようになったとのことです。その後田北先生自身もキリスト教徒となり、いつの間にか五島列島でとびきり美人を奥様にもらい、名古屋にきたそうです。フィールドワークをしながら美人奥様を見つけるなんて、わが月ヶ瀬村出身の誇りでしょうか。奥様をいただくために百回以上奥様の実家に足を運び、土下座して頼んだといいます。「こんな乞食同然の男に自分の大事な娘をあげられるか」と相手の親にどなられたと聞きます。

その後、南山大学の教授となり、教鞭をとりながら聖霊教会の神父様にもなられて、われわれ若者に信仰を説いたのでした。田北先生は自分を後継者にと考えておられた時期もあったようですが、雑念の多い自分にはとても無理な話で、いつの間にか立ち消えてしまいました。田北先生のおっしゃる「三位一体」や「神様と結婚する」ということが当時の若い自分では理解することは不可能でした。まして霊的な生活をしなさいと言われても、下宿で勝手気ままに毎日を過ごしている医学生にはまったく別世界のことであり、もっと彼の言うことに耳を傾けておけばよかったと今となって反省しています。田北先生はその後九九歳までご健在で生涯を全うされました。病気らしい病気をせず、霊的な生活というのは健康を維持する効果もあったのでしょうか。教会でミサの時に口に入れてもらうパン一切れが懐かしく思い出されます。このような田北先生の自分を信ずる一本の道を貫き通すということが可能であればと願います。

われわれ医者は患者の体だけを診るのではなく、心まで診なくてはなりません。患者が何を望んでおられるのかを尊重し、自分でできる最高の医療を提供するということは生易しいことではありません。田北先生のように毎日を霊的に過ごしておられるのとは違い、綺麗なことも汚いことも一緒に清濁併せ飲むことも必要です。時には消化不良に陥りながら、つまずき、ころび、立ち上がり、患者と一緒に学んでゆくということしか自分にはできないのであります。そうして、寿命がきたら神様からお預かりした大切な体を大地にお返しできたらと願っています。

小笹さんからは「超高齢化社会に生きる――二〇五〇年の日本」について提言されています。先生は生きておられれば七五歳とか。小生はその時一〇〇歳を超えています。読者の皆様のご健康とご健勝をお祈りするばかりですが、母の郷里伊賀上野出身の大先輩である芭蕉さんの辞世句をそえて、小生のむすびの言葉と致します。

旅に病んで夢は枯野をかけ回る

5　患者の視点から見た日米の医療……………………秋山麗子（在米企業コンサルタント）

気胸の治療

現在私は八十路を歩む後期高齢者ですが、一応若々しく健康に見えますものの、その病歴を振り返ってみますと、まるで「病気のデパート」の観があります。その華々しい病歴の中から、いくつかを拾って、患者としての体験を書かせていただきたいと思います。

まずは、一九歳のときに罹患した肺結核です。不適切だったと思われる気胸療法が原因で右肺がほとんど機能しなくなってしまい、いわば「片肺飛行」で、これまでの六〇年余を私は生きて参りました。気胸などという療法は、肺結核治療法としてはもはや「博物館もの」、言語でいえば「死語」の部類に入るのでしょうが、昭和二〇年代には、現代医学の先端を行く治療法だったのではないかと思います。私が通った病院は郷里信州の日赤（日本赤十字病院）でした。治療を担当してくださったS先生は当時四〇歳代。見るからに凛とした、今にして思えば臨床医というよりもむしろ基礎医学タイプの先生でした。ニコリともせず、無表情のまま、長い大きな針をブスリと私の右肺に突き刺し、まるで自転車のタイヤに空気を入れるかのように、点滴に似た器具から長いチューブを使って私の右肺に空気を注入するのです。治療の最初の日、「空気の圧力で悪い肺を縮め、結核菌の活動を抑えるのが目的です」というご説明はあったと思うのですが、それ以降は、私が行く都度、無言のままブスリとやるだけで、経過の良し悪しも特に説明しては下さいませんでした。行けばブスリ、行かなければそのまま放って置くと言った感じでした。当初は真面目に通院していたものの、段々嫌気がさして通院の間隔が遠のき、ついには通院をまったくやめてしまったのでしたが、S先生からのフォロー（follow-up）は何もありませんでした。

しばらく経って後、日本では「町医者」といわれるご近所の医院に別件でお世話になった折、日赤での気胸のお話をいたしましたところ、私の身体を診察された先生が、「これは気胸のやりすぎだ！　結核菌の活動は抑えられたかも知れないが、肺が萎縮してしまって、元の形に戻らなくなってしまっている」とおっしゃったのです。右胸郭部の変形（deformation）がすでに始まっていたのでした。その変形は、お医者様ならずとも、私自身にもわかる変形でした。それから何十年も経った二〇〇八年、当地パサデイナでお世話になったアメリカ人の肺専門医のお話では、私の右肺の機能は健康者のせいぜい六五％程度とのこと、「この肺で、よくここまで元気で生きてこられたもの。信じられない（This is amazing!）」とまで言われたものでした。

大昔の話ではありますけれど、もしこれが現在のアメリカで、患者が私のようなおとなしい日本人でなく訴訟好きのアメリカ人でしたら、S先生のような方は、いわゆる医療過誤で訴訟の対象になっていたかも知れません。でも、人間はたとえ片肺であっても、"Amazing!" なまでに健やかな人生を歩むことができるんだ、という確証を得ることができたのはS先生の「無言のブスリ」があったればこそ。ものは考えようですよね。

心ない医者の言葉

私がアメリカへ渡りましたのは一九六六年の終わり、三六歳のときでしたが、それから三〇年近く経った頃、高熱を伴うひどい気管支炎にかかりました。ようやく回復して職場に戻ったのですが、電話の折、右手でメモを取るべくいつも左耳で受けていた電話がほとんど聴きとれないことに気がつき、愕然としました。その上、四六時中ザアザアという耳鳴りがやまないのです。

ここアメリカでは、主治医の先生がまず診察し、必要な場合は適切な専門医に患者を紹介する、という仕組みになっております。

私が主治医の先生から紹介されたのは、Dr・Lという韓国系アメリカ人の耳鼻科医でした。極めて優秀な耳鼻科医で信頼が置けるとのこと、私は症状の好転を期待して診察を受けたのでした。ところが、聴力テストほか、さまざまなテストを経た後、Dr・Lがおっしゃったのは、「貴女の左耳は、ウィルスのため聴神経そのものがダメになってしまっているから、治療法はまったくありません。諦めてください」との冷たいひとことでした。「補聴器を使えば、少しは聴こえるようになるでしょうか？」との私の問いにも、「まず無駄でしょうね」と突き放すようなお言葉。さらに、「耳鳴りは、多分血管を流れる血液の音でしょう。まあ、唯一の方法としては、今後、話し相手には正面か右側に坐ってもらうこと、電話はスピーカーフォンを使うことですかね。ちなみに右耳の聴力は二〇歳代並です」とおっしゃったのです。

二〇歳代並の右耳の聴力というのは、当時六〇歳を過ぎていた私にはたしかに嬉しいお言葉ではありましたけれど、「左耳の難聴には打つ手なく、補聴器など作っても無駄だ」と突き放されたのは大きなショックでした。それに、個室を与えられているわけでもない職場で、私だけがスピーカーフォンを使うなど、まったく不可能なことでした。

本書でも、お医者様のこころない一言で、患者がどれほど傷つくかというお話が出ておりましたけれど、私の場合もまさにそれでした。ムダといわれても補聴器を試さずにはいられませんでした。結果は、優秀な耳鼻科医であるＤｒ・Ｌの言葉通りで、せっかく高いお金を出して誂えてみた補聴器も、ほとんど役に立ちませんでした。

以来、難聴と耳鳴りとのお付き合いが続いているのですが、十数年もおつきあいしていれば不治の病とも仲良しになれるものらしく、四六時中の耳鳴りも、当初は「波の音　聞くがいや

さに山に住む　声色変える松風の音」の古歌など思い出して嘆いたものだったのですが、潮騒か松籟《しょうらい》かと思えばそれも優雅なものですし、それに、音楽だとか、読書だとか、もの書きだとか、何かに没頭していれば、その松籟も潮騒もまったく聞こえて来なくなることに気がつきました。何かに熱中すること、これも、お医者様のこころない言葉に右往左往することなく、自分自身で不治の病とつきあって行く方法のひとつと言えるのかも知れません。

個別配慮のない指示書

私はこれまでの生涯に二度のがん手術を経験しております。

一九九〇年、五九歳のときが上行結腸がん。二〇〇三年、七二歳の時に直腸がんでした。その直腸がんの手術以来、腸閉塞を防ぐ目的で常時服用していたメタムシルというオオバコ繊維でできたサプリメントが段々効かなくなり、時折人工的に排泄（お恥ずかしい話ですが、つまりは指で掻き出す）作業をしなければならなくなって来ましたことから、主治医の先生にご相談した結果、腸の内視鏡検査を行うことになりました。手術から約五年を経た二〇〇八年の春のことでした。主治医の先生から紹介されたのは、Ｄｒ・Ｚという中国系アメリカ人の専門医でした。

このＤｒ・Ｚという先生がまた、何ともブッキラボウな冷たい先生でした。

待合室でさんざん待たされた挙句、ようやく診察室に呼び込まれたものの、声をかけてくれるでもなく、指一本触れるでもなく、机の上に置かれた主治医からの紹介状（多分）とデータを見ているだけで、目の前に座っている患者の顔を見ようともしないのです。挙句の果ては、「受け付けに指示書を回しておくから、窓口でその指示書をもらってください」と、ただそれだけ。五分もかからずで、「ハイ、お次の方……」と、診察室を追い出されてしまったのです。

Ｄｒ・Ｚのオフィスの窓口で渡された「内視鏡検査準備のための指示書」に忠実に従ったのが禍を招く結果になったのでした。考えて見ますと、その指示書というのは、体重一〇〇キロ近くもあるであろうアメリカ人の大男も、私のような体重四〇キロそこそこの小柄な日本人女性も、すべてをひとくくりにしたもので、個々の患者の身体的な特性とか病歴などについては、まったく考慮の払われていないものだったのです。仮にＤｒ・Ｚが、私のかつての病歴だとか、身体的特徴などを考慮に入れてくださって、「指示書ではこうなっているけれど、貴女の場合はここをこういうバリエーションで……」と言うようなひとことを付け加えてくださっていたら、このような禍は防げていたのかも知れません。

救急車で運ばれる

内視鏡検査は今日、というその日の朝、これから出かけようという寸前になって、私は突然気分が悪くなり、ベッドに倒れこんでしまいました。主人に頼んで主治医の先生に緊急連絡してもらいましたところ、内視鏡検査場でなく、主治医の先生と契約関係にあるロサンゼルス・ダウンタウンのＳ病院の救急治療室に連れてくるように、とのご指示。主治医の先生からは早速病院に連絡を入れておくから、とのことだったそうです。ただし、どうしても我慢ができないようだったら、九一一の救急車（日本では一一九番）を呼ぶようにともおっしゃった由。主人からそれを聞きました私、通勤時のフリーウェイの混雑を考えれば、ここパサデイナからロサンゼルス・ダウンタウンのＳ病院に行き着くまでには多分一時間以上はかかる、到底それまでこの身体はもつまいと判断。「九一一に電話して！」と主人に頼んだのでした。何しろ、初めて経験する緊急事態で、主人も私もパニック状態でした。

九一一の救助隊は五分も経たない中に駆けつけてきてくれました。大の男が六人、土足のまで（ここはアメリカ、当たり前ですよね！）ドタドタとベッドルームに駆け込んできて、アレヨアレヨという間に酸素マスク、点滴、血圧測定、心電図など、その手際のよさは驚くばかりでした。多分、意識の度合いを調べる目的なのでしょう、「名前は？」「今日は何日？」「何年？」など、矢継ぎ早に質問を受けました。自分でもそれとわかるほど脈拍が乱れ、血圧が低下し、顔面蒼白になっていましたけれど、意識だけはハッキリしていたと思います。

大男二人に抱かれて担架に乗せられ、ドライヴ・ウェイに駐車していた救急車に運び込まれました。一台かと思いましたら、真っ赤な小型の消防車と白い救急車の二台がパークしていましたので、アメリカでのこういう場合のルールを知らない私、「あれ、火事と間違ったのかしら？」と一瞬思ったのですが、後で聞いたところによりますと、九一一で救急車を呼んだ場合、必ず消防車一台と救急車一台がセットで駆けつけ、それぞれに三人の隊員が分乗して事に当たるのがルールになっているのだそうです。「そこのけ、そこのけ」とばかり、消防車がけたたましくサイレンを鳴らして先導し、その後に救急車が続くのです。ちょうど出勤時でしたため、隣近所の人たちが一斉にわが家の変事に気がついたようでした。「行き先はすぐそこのH病院です、後から来てください！」と、隊員の一人が主人に告げているのが聞こえました。

できることなら、主治医の先生の契約先であるS病院に行って欲しいと思ったのですが、九一一の救急車はタクシーとは違いますので、こちらから行く先を指定するわけには行きません。聞くところによりますと、日本では救急車をタクシー代わりに利用する不心得者が結構いるとのことですが、タクシー代わりにされるとは、日本の救急車というのはどういう仕組みになっているのだろうかと、不思議に思います。それに、アメリカでは救急車を呼ぶと、一回につき一〇〇〇ドル以上かかります。私の場合は Medicare と退職者に対する米企業の健康保険とが適用されますので、自己負担はほとんどありませんでしたが。

あわや開腹手術

サイレンを鳴らしながら運びこまれたのは、私宅からは一〇分もかからないH病院の救急治療室でした。「この病院、知っていますか?」と、担架を持ってくれている隊員のひとりが私に話しかけたのも覚えています。救急車からの連絡で、救急治療室には、すでに何人かのお医者様が待機していました。おひとりおひとりが、「私はドクター・ナニナニ」とお名前をおっしゃいましたし、胸に名札もつけていらっしゃるのですが、むずかしい外人の名前など、一度聞いただけでは覚えられるものではありません。ましてやこんな状況下では、どなたがどなたやら、まったく判別も出来ませんでした。ここで、もう一度、名前や、生年月日、今日の日付、曜日などを聞かれました。ついで、「もしや下痢をしていたのでは?」との質問がありましたので、内視鏡検査の準備のため、専門医の指示に従い、五日前から食事らしい食事をしていなかったこと、更にヘンテコな液体状の下剤をガブガブ飲まされ、便がほとんど水のようになっていたことなど告げましたところ、「何? 五日前から? こんな華奢な lady にそんな酷なことをさせるとは!」と、ドクターたちは一斉に驚きの声を挙げたものでした。検査のための準備は通常二日で充分、一日前でもよいのだそうです。とにかく、極度の脱水症状に加えて、身体の機能に必要な要素、とくに心臓の働きになくてはならないポタシアム(カリウム)とやら言うものが皆無の状態になっており、そのため、心臓発作の症状を起こしていて、きわめて危険な状態にあるとのこと、開腹術（open surgery）が必要と思われるがＯＫか？　と聞かれました。ドエライことになったもんだ！　とは思ったものの、イヤですとも言えず、ＯＫですと答えざるを得ませんでした。

さらに、私の右肺が極度に変形しており、呼吸音もきわめて弱いことから、肺の疾患が過去にあったのか、とも聞かれました。一九歳の時に右肺結核にかかり、気胸療法を受けたこと、そのため、右肺から右肩にかけて、年月と共に変形が生じた経緯なども、どうやら説明することができました。肺の機能が著しく低下していたことも今回の心臓異常を誘発する原因になっていた、というようなことをドクターがおっしゃったような気がするのですが、確かではありません。

後で判ったことなのですが、このとき立ち会ってくださったドクターたちは、心臓部門のヘッドであるＤｒ・Ｒ、肺の専門医であるＤｒ・Ｇなど、全米でも屈指と言われるこの病院を代表するドクターたちでした。恐らく救急車からの連絡で、患者がきわめて危険な状態にあるとの連絡が入っていたためではないかと思われます。

かくして緊急入院、心臓発作の症状を呈してはおりましたものの、実際にはそうでなかったことが間もなくわかり、心臓専門のＤｒ・Ｒから“Your heart is OK!”と言われたときはヤレヤレと思ったものでした。まかり間違えば、悪くもなかった心臓を切り開かれていたかも知れなかったのですから。その後、ＣＣＵ（Coronary Care Unit 心臓血管疾患集中治療部）と呼ばれる特別室に移され、ここに四日間滞在しました。新築の瀟洒《しょうしゃ》な病室で、ジョージア・オキーフの大きな花の画がかかっていたのが印象的でした。

五日目はＩＣＵ（Intensive Care Unit）、ついで、船で言えば三等船室みたいな一般病棟に移されました。身体の回復にあわせて、特等室から序々に格下げされて行く、と言った感じでした。

ドクターたちの対応

入院期間は結局一週間に及んだのですが、その間、心臓のＤｒ・Ｒも、肺のＤｒ・Ｇも幾度となく病室を訪れてくださり、いろいろと世間話などもされて、とても暖かく、フレンドリーな雰囲気でした。肺のＤｒ・Ｇは、京都を訪問されたことがあるとのことで、「僕が日本で一番印象的だったのは何だったと思いますか？」とお聞きになるので、ハテ？　と考え込んでおりましたところ、「それはね……日本人の英語がヘタなことだった！」などと冗談をおっしゃって、笑わせてもくださいました。今思い起こしてみますと、これも中井さんのおっしゃるナラティブセラピーだったのかも知れません。

この入院事件で一番寂しかったのは、私が最も心の寄りどころとしている主治医の先生が顔を見せてくださらなかったことでした。ご自身の診療所に加えて、ロサンゼルス・ダウンタウンのS病院に入院中の患者たちを診るのが精一杯で、守備範囲外のパサデイナのH病院まではとても手が廻らなかったのだろうと思いますが、わかってはいてもやはり心細かった、というのが真情です。

私の入院中の医療データは、すべて主治医のもとへ、それぞれのドクターから送られてきましたので、後日主治医を訪れましたとき、先生は今回の私の緊急入院事件に関するすべての状況を把握していらっしゃいました。なお、内視鏡検査に送られる原因となった、その当時の私の排泄機能障害は、今考えて見ますと、昨今その名を知られるようになった「直腸性便秘」、通称「スーパー便秘」と言われるもので、直腸がん手術による後遺症ではなかったのかな？と思うのですが、これは私の勝手な自己診断です。

青色のアニメ

退院後一週間ほどして、極度の不整脈から私は再び九一一の救急車騒動、緊急入院事件を起こすのですが、その詳細は省略させていただくとして、その折処方されたアミオダロン（Amiodarone、商品名アンカロン、抗不整脈剤）という不整脈の薬で経験した奇態な副作用のお話をさせていただきたいと思います。このときの体験から、「健康はお医者さま任せにすべきではない、自分の身体は自分で守るもの」との結論に達したのでした。

二度目の緊急入院は三日足らずだったのですが、その折立ち会ってくださったドクターたちは、第一回目の入院の折の「エリート・チーム」ではありませんでした。どうした風の吹き回しか、二回目の入院の折提供された病室は、まるで王侯貴族のような豪勢なものでしたし、ドクターたちも、看護師さんも、すべてやさしくフレンドリーだったのですが、その短い入院中に投与され、退院後も服用を続けるようにと処方されたアミオダロンという不整脈の薬の副作用の恐ろしさを、退院後説明書を読んでみて初めて知り、仰天したものでした。

入院中、すでに青色のアニメのような幻覚が現れたのですが、そのときは副作用であることに気がつかず、一体、これは何だろう？　と不思議に思いながら、病室の天井を飛び跳ねるその青色のアニメを眺めていたものでした。

退院時に処方された薬ビンに添付されていた注意書きを克明に読んでみて、その多岐にわたる副作用に驚いたのでしたが、その副作用の中には青色の幻覚症状というのも含まれており、入院中に楽しんだあのアニメはこれだったのだな、と納得がいったのでした。主治医の先生に、この薬の副作用について電話でご相談してみましたところ、「心配ないでしょう、大概の人は大丈夫ですよ」とのこと。でも、私がその「大概の人」の範疇に入るという確たる証拠がない以上、ハイ、そうですかと引き下がるわけには行きません。とりあえず主治医の先生のご指示で服用量を半分に減らすことにはしたのですが、それでも安心ができず、勝手に四分の一に減らしてしまったのでした。何週間か経って、追跡検診のため、第一回目の緊急入院の折お世話になった、心臓専門医のＤｒ・Ｒのオフィスに伺った折、そのお話をしましたところ、「四分の一で結構。場合によっては、もう飲まなくてもいいですよ」と言われ、やれやれと解放された気分になったものでした。Ｄｒ・Ｒによれば、私には、体質的にも、遺伝的にも、また生活習慣の上でも、心臓疾患の懸念はほとんどなく、今回の二度にわたる緊急入院騒動は、さきの内視鏡検査への不適切な準備と、過去の肺結核による不完全な肺の機能とが重なりあい惹き起こした稀な症例である、ということのようでした。

自分の身体は自分で守る

新潟大学大学院医学部教授の安保徹先生のご著書に『薬をやめると病気は治る』というのがありますが、これまで、私自身の賑々しい病歴からそれとなく懐いて来た「自分の身体は自分で守る」という信条が、この安保先生のご本により、さらに確たるものになったのを感じます。お医者様のおっしゃることを指針として、今後も自分の身体は自分で守って行きたいと思っております。

第一回目の緊急入院の折、私はほとんど危篤状態にあったのだそうですが、なぜか生き返ってしまった経緯を「天国の入り口の通関でパスポートを提出したところ、ヴィサが不備とのことで追い返されてしまいました」と知り合いのキリスト教の牧師さんに冗談交じりのメールをお送りしたところ、早速お返事があり、「貴女にはまだ成し遂げなければならない使命があり、それを完成するまではこの世に生きているよう神様から期待されているのでしょう」と書いてこられました。仏教、キリスト教、儒教と、宗教の違いはあっても、「命」が天から授かったものであるとの考えはひとつのようです。

最後に「死」について、私が日頃感じていることにつき、ひとこと書かせていただきたいと思います。若い頃から、何故か私は「死」というものが怖くないのです。中井さんは第二章四節で、九一歳でなくなられたお母様が八五歳を過ぎた頃から、「なんでこんなに長生きせんとあかんね。なんではよう、お迎えがきいひんのやろう……」とおっしゃるのが口癖になられたと書かれてましたが、現在の私の心境もそれに近いものがあります。死ぬことが怖くないのは、昔まだ二〇歳代の始めだった頃、母が教えてくれた「摂取不捨」「不取正覚《ふしゅしょうがく》」という言葉の意味を知ってからだったと思います。

たまたま郷里の善光寺で増谷文雄先生（仏教学者、一九〇二～一九八七年）のご講演があり、母と一緒に出席したのですが、その折、先生の著書『仏教とキリスト教の比較研究』を持参し、先生にサインをお願いしました。何か一言書いていただけませんか、と申し上げましたところ、しばらくお考えになった後、先生が書いてくださったのが、この言葉だったのです。帰途、道を歩きながら、母にその意味を尋ねました。『歎異抄』の中のお言葉を引用しながら話してくれた母の説明を聞いて、「じゃあ、お浄土へは、このままでも行けるってことなのね？」と母に申しましたら、「そうよ」とのこと。単純な私は、もうそれ以上追及するのをやめてしまい、そのまま今日に及んでいる、というわけなのです。ピンピンコロリではありませんけれど、出来ることなら、「明日の朝、目が覚めてみたらお浄土だった、てなことにならんかなあ」と希うことしばしばの昨今です。

「弥陀の誓願不思議にたすけられ参らせて、往生をばとぐるなりと信じて念仏申さんと思い立つこころのおこるとき、すなわち摂取不捨の利益《りやく》にあづけしめたまうなり」

「親鸞におきては、ただ念仏して、弥陀の本願に助けられ参らすべしと、よきひと（法然）の仰せこうぶりて信ずるほかに別の仔細なきなり」

増谷文雄先生が書いてくださったお言葉と、歎異抄のお言葉とが音叉のように響きあうのを感じます。

コラム4　より良い生老病死の医療を目指して――患者中心の評価とは

要素還元主義と非要素還元主義

生老病死の医療を語るとき、「生」、「老」、「病」、「死」という四つに分けて論ずるわけにはいきません。そのような視点では原因―結果という、線形の要素還元主義、つまり複雑な事象を理解するのに、その事象をいくつかの単純な要素に分割し、それぞれを理解することで元の複雑な事象を理解しようという考え方に陥ります。

四つを分けずにそれぞれの関係性に焦点を当て、全体を見渡すことにより「生老病死の医療」を論ずることがはじめて可能になるのです。この点について、放射線医療学の故・菅原努先生と往復書簡で論じたことがあります（「環境と健康」二一号二一六～二一九頁、二一九～二二八頁、二〇〇八年）。

現在の医療に対する問いかけであり、生老病死の医療を語るとき、抜きにして語ることはできないテーマでしたので、本書の文末に改編し、掲載することにいたします。

医療への問いかけ

心身医学と呼ばれる「こころとからだの医学」は、ドイツで誕生し米国に渡り発展したものです。日本には、私の恩師であり心療内科の生みの親でもある、故・池見酉次郎先生と、日野原重明先生の二人が持ち帰り、内科医を中心に発展しました。しかしその後、米国の心身医学は精神分析を専門とする精神科医が中心だったため衰退します。そして現在、心療内科という科があるのは日本とドイツ（心身医療科）だけです。

菅原先生は、拙著『いのちの医療——心療内科医が伝えたいこと』（東方出版、二〇〇七年）を読み、次の一文を挙げて、西洋とわが国の心身医学の違いについて述べています。

アメリカの心身医学では「心身相関」という考え方です。こころとからだというのはお互いに関連しているというとらえ方です。例えるならリヤカーがあるでしょう。——両側に車輪があって荷物を載せて引っぱる……。そのリヤカーの二つの車輪を「からだ」と「こころ」とするわけです。軸でつながっていて一緒に回って、前へ進んで行きますね。だからからだとこころとは非常に相関性が高いのだという、それが心身相関です。

ところがそれは、からだという要素とこころという要素、二つに分けてからつないでいるわけですね。そういう、いくつかの要素に分けてから考えていくやり方を要素還元主義というのですけど、それはやっぱり西洋的な、分析的な考え方です。それでやはりアメリカでは行きづまって、心身医学はその後衰退していきます。

一方、日本に渡ってきたときには「心身一如」（二つのものの両面である）という考え方です。

今の医学と医療というのは、例え話で言いますと、ここに正方形の箱があるとしますね。その中に「外科」と書かれた丸いボールを「精神科」「小児科」「外科」「整形外科」「内科」どんどん入れていくと、いくら入れてもすき間が一杯できるでしょう。つまり、どの科にも当てはまらないような患者ができてしまう。今の医療は、そういうすき間を埋められていないのです。

菅原先生は、この文章を挙げつつ、次に三

点について述べています。
①二重盲検法が出てくる根拠とその問題点
②全人的医療の評価の困難さ
③近代医療システムと医療人類学

二重盲検法が出てくる根拠とその問題点

二重盲検法（二重盲検方式に基づく同時対照試験・ダブルブラインド法）とは、薬や治療法の効果を客観的に証明するために、臨床治験で使用される方法です。つまり、実薬と偽薬（プラシーボ、形や色味は一緒だが中身はまったく薬効がないもの）を用意して、医師も患者（被験者）も両者の区別がつかないようにすることでその結果を推計学的に判定し、偽薬と比較して薬の効果を見る方法です。効果があった実薬だけが治療薬として承認されるので、医師が使っている薬は、すべてこの二重盲検法を経ています。

さきほど心身医学が心身相関という、心と体の両輪をつなぐ軸に視点を置きました。

実は、この点が二重盲検法の出てくる根拠になるのではないかと、菅原先生は次のように述べています。

ある薬の効果を証明するために、患者の心情、たとえば効きそうだと思い込むことが治療成績に影響してはなりません。これは正にこころの問題です。そこで、こうして片方の車輪すなわちこころの影響を除こうとしているのです。しかし、このような心の問題はプラシーボ効果として治療に欠かすことはできないのです。私たち医師の仕事の半分はこのプラシーボ効果に負っていないか、このような大事なものを治療から外して本当によいのでしょうか。

心身医学は、こころと身体の両輪の関係性を重視し、心身医学的アプローチと呼んで実際の治療を行っています。

患者の「効きそうだ」と思い込む心情が起

こるためには、「治療関係」という医療者と患者との関係が大きく左右します。実際に、信頼している医師とそうでない医師が投与した場合とではプラシーボの効果発揮率は異なるとされています。当然のことですが、信頼している医師が処方した偽薬の方がプラシーボ効果は高いのです。考え方によれば、私たち医師の仕事の半分はこのプラシーボ効果に負っているといえるかもしれません。

したがって、私たち心療内科医は、すべての治療の土台になる医師患者の治療関係を最も重視します。そのためには、治療者である医師自身の人間としての成長と成熟が必要となり、医学の治療技術とともに、「治療的自己」（患者の病を癒すことに影響する医師自身の人格）の修練が必要になるのです。

先ほどの薬の例では、偽薬を用意して試験の経過を誰にもわからなくすることができます。しかし、手術や医療機器の場合は、患者に効果の区別が分かります。つまり、自らに治療が施されないと知っただけで、患者にマイナス効果が生じる可能性があることを、菅原先生は指摘しています。

先生は、アメリカでの左心室補助装置（left ventricular assist device：LVAD）開発の歴史を例に挙げ（M. R. Gillick：The technological imperative and the battle for the hearts of America. Perspectives in Biology and Medicine 50(2) 276-294, 2007.）、対象となった患者のマイナス面について、倫理的なものも併せて考えねばならないと述べています。

その実験は、一九九八〜二〇〇一年にかけて、心臓移植がなされない心不全の進行した一二九名の高齢患者を対象に、左心室補助装置の二重盲検試験が行われたのです。平均生存期間は装置使用例では四〇八日で、非使用例では一五〇日でした。菅原先生は、非使用の症例との比較ですでに効果は明らかだったのではないかと、患者の人権問題に言及しているのです。

プラシーボ効果について

二重盲検臨床試験におけるプラシーボの使用はなくてはならないものです。しかし二〇一五年現在、臨床試験におけるプラシーボの使用に対して、非人道的であるという批判と、これなしでは科学的薬効判定ができないという主張との対立が激しくなっています。そこへ、新薬の認可を目指す製薬会社とのからみで、プラシーボをめぐる問題は、ますます複雑になってきています。プラシーボのこのような問題とその歴史については、『心の潜在力　プラシーボ効果』（広瀬弘忠、朝日選書、二〇〇一年）に詳しく書かれていますので、そちらに譲ります。

プラシーボの問題について、他にもシメチジン（H2受容体拮抗薬）という、現在では最もポピュラーな消化性潰瘍治療薬を対象にメタ分析で調査した、ミシガン大学の文化人類学者ダニエル・モアマンの報告があります（Moerman, D. E.: Medical Anthropology Quarterly 14, 3-16, 1983）。

プラシーボ効果の最大の特徴は、効果のバラつきが大きい点にあります。モアマンはこの点に注目し、シメチジンの治療成績についての二重盲検試験の結果（三一の研究事例）を集め分析しました。いずれの研究も、最初に内視鏡で胃潰瘍の有無とその大きさを確認し、シメチジンとプラシーボで治療一ケ月後に再び内視鏡で治療効果をチェックするというものです。

その結果、シメチジンの治療効果は安定しており、七〇〜七五%は一ケ月後に潰瘍が治癒していました。プラシーボの方は九〇%から一〇%と治癒率にバラつきがあることが証明されました。三一の事例研究のうち、半分ではシメチジンとプラシーボとの間に有意差がありませんでした。ようやく残りの半分でプラシーボより有意に効果があったに過ぎなかったのです。

では、プラシーボ効果のバラつきにはどのような意味があるのでしょうか。

ここで私は優れた潰瘍治療薬のなかった三〇年ほど前に、日本消化器病学会シンポジウムでの論争を思い出しました。

当時、消化性潰瘍のわが国の第一人者だった故・並木正義先生（当時、旭川医大内科学教授）は、消化性潰瘍なかでも難治性潰瘍の局所療法を創案し臨床研究を進めていました。潰瘍底にアラントイン（ウシの羊膜の分泌液から発見された成分）、潰瘍辺縁にベータメサゾン（合成副腎皮質ホルモン）を内視鏡下で局注（週一回、潰瘍が消失するまで）するという治療方法です。八年間に胃潰瘍患者一一四七例の治療成績の報告によりますと、一一一五例（九七・二％）が治癒しています（日本醫事新報 No. 2619、一九七四年七月六日、三～八頁）。しかし並木先生の治療を追試した数名の医師が、そのように高い治療成績は得られなかったので、どうしてその差がでるのかという質問でした。また、質問した医師たちの症例には脱落者がありましたが、並木先生の患者には脱落者が一名もありませんでした。他にも、先生は本療法の患者を登録制にし、一生管理することを患者に約束していました。先生はまた消化器疾患の心身医学の第一人者でもあり、その当時、日本心身医学会の理事をされていたと思います。同じ治療を行っても治療関係によってその成績が異なるのだ、と話された先生の言葉が印象に残っています。

モアマンが証明したように、プラシーボ効果にバラつきがあるのは、薬を使う際の患者と医師との信頼関係が深く関与しているためではないかということでした。また、モアマンらは、プラシーボが「いやし」のシンボルであり、プラシーボ効果とは「いやしの効果」であると言っています。たしかにプラシーボが効果を発揮するかどうかを決定する要因として、医師と患者の信頼関係といった人間的ファクターと、プラシーボ反応者（placebo reactor）といった患者側の要因も重要であるという研究もみられます。

治療関係を数字で表せられるか

それでは、果たして「治療関係」を数値化することはできるのでしょうか。

治療関係とは、医師自身が持つ人格（治療的自己）に支えられており、目に見えない領域です。しかしそれを目に見える数値で表すには、いくつかの方法が考えられます。たとえば、治療者と患者の脳波の同時測定（両者が共時的に変化するという過去に行われた研究）、エンドルフィン経路の研究（痛みの伝達経路を抑えると言われているベータ・エンドルフィンを、プラシーボが放出させる仕組みの研究）を発展させ医師患者間の神経伝達物質を測定する、両者の表情を複雑系（相互に関連する複数の要因）により解析する、PET（陽電子放出断層撮影 Positron emission tomography）や光トポグラフィーにより医師の雰囲気を具体的に捉えるといったことは可能になるはずです。それらによるデータを集積し、良き治療的自己をもつ医師の、目に見えない雰囲気を目に見えるかたちで明らかにするとことは可能かも知れません。

しかし、それはあくまでも研究です。目に見えるようになったところで、医療の役に立つとは限りません。

高名な内科医であるジョンズ・ホプキンズ大学のフイリップ・アンソニー・タマルティ

教授は彼の著書 *The Effective Clinician-His Methods and Approach to Diagnosis and Care.* の日本語版への序において、次のように述べています。

「人の病の心理面に確かな理解と、強い関心を示す若い医師を育てることが必要である。彼らが真に有能な臨床医であるためには、病気を診断し治療するだけでなく、患者とのコミュニケーションを通じて、できるだけ患者を支持し、慰め、安らぎを与えなければならないということを、彼らにはっきりと理解させせなければならない。……」（『よき臨床医をめざして』日野原重明ほか訳、医学書院、一九八七年）

目に見えないものの大切さを教育（コミュニケーションスキル、患者心理の理解など）することに視点を置く必要があるのではないでしょうか。このような教育は医学という科学に入るのでしょうか。私は医療科学（あるいは医療学）という領域に入ると思っています。

また、アメリカの心理学者、ウォーレス・ウイルキンソンは、次のように述べています。

心理療法はプラシーボと区別できないほどプラシーボに近い。かといって、心理療法の臨床試験にプラシーボを使おうとする実験は止めるべきである。プラシーボと一体化している心理療法が無意味であるというのではなく、むしろ逆であって、心理療法が引き出そうとしたものがプラシーボ効果であり、そのことが心理療法の効果と価値をなんらおとしめるものではない（Wilkins, W., 1984, J of Consulting and Clinical Psychology. 52, 4, 570-573.）。

なかなか含蓄のある意見だと思います。たしかに、プラシーボという見えないものの力が医療を支えているのかも知れません。

心理療法にエビデンスはあるか

私がかつて何度かお会いした河合隼雄氏も、やはり、菅原先生と同じことを話していました。

医学会で講演した際、「河合先生は治ったといわれるが、どこにそのようなエビデンスがあるのですか」と質問され、河合氏は「医学と医療科学の二つに分けて別に考えた方が良いと思う」という話でした。

私自身も同じような経験をしたことがあります。

二〇〇〇年に第一三回日本サイコオンコロジー学会で会長を務め、宗教学者の山折哲雄氏に特別講演をお願いした時のことです。学会終了後の会員医師のアンケートを見て驚愕しました。「山折先生の話にはエビデンスがない」と書かれてあったのです。

では、まず河合氏への質問である心理療法のエビデンスとは何なのでしょうか。

質問した医師は、おそらく対象とする患者群を均一にし、コントロール群を設け、心理療法群と偽心理療法群を二重盲検法で行い、その際どのような指標(生理学的・生化学的指標に代わるもの)を立てたのかを前提とした質問だったのでしょう。

ランバートは、心理療法による治療に成功した症例の追跡研究で、四〇%が治療外要因、三〇%が治療関係、一五%は患者の期待であり、治療者の持っているテクニックによるものは一五%に過ぎなかったと報告しています(Lambert M.J.: 1992.)。

では心理療法の評価は? エビデンスは?

近代西洋医学の自然科学による研究方法を

心理療法に適用しようとするところにすでに矛盾があります。また、患者側（心理療法の場合はクライエント側）の評価と治療関係という関係性が無視されています。治療効果には治療者側の要因が大きく関わっています。

山折氏に対するアンケートでは、自然科学＝科学＝医学が万能であるかのような思考パターンです。すべてを科学で量ろうとする目です。

菅原先生が、進行した心不全の患者に対する左心室補助装置開発の歴史を読んで驚かれた先述の話と同じです。菅原先生は、患者の人権の問題、そして臨床試験の無意味さをも指摘されています。近代科学的医学の研究方法とその矛盾をこの論文は端的に表していると思います。つまり、四〇八日と一五〇日の両群の患者が残された人生をどれだけ充実して生きられたかという患者・家族側とケア側の視点です。ＱＯＬでいう人生や生活の質の問題です。

緩和ケアも同じ問題をはらんでいます。末期がん患者はいずれ亡くなります。生存期間を問題にするなら、それは医師側と医学の視点です。スピリチュアル・ケアを含めた患者・家族のケアは生存の長さではなく、疼痛などの身体的苦痛の除去、家族や医療スタッフとの関係性の深まりに視点が移り、人生の最後に生死に向き合い、死を個々人のナラティブのなかでどのように受容できたかといった点が大切です。

緩和医療では単なる生存時間ではなく、時間を越えた深さに視座が移るわけです。

ここに医学と医療の関係、自然科学とサイエンスは同じか、エビデンスとは何か、といった重要な問題が見えてきます。菅原先生が述べられたように、いま最も議論の必要な課題ではないでしょうか。

科学とサイエンスは同じか

私は医学＝医療なのかどうか、ずっと疑問に思っていました。

医学は細分化できる領域とそうでない領域、いや「そうしてはいけない領域」によって成り立っています。細分化する方がよい領域に対して科学は大きな力を発揮してきましたが、そうでない領域を科学に無理やり当てはめますと全体と部分の対立が起こるのではないでしょうか。科学が対象とすべき事象とそうでない事象を明らかにしておく必要があると思います。一方、医療には生活習慣病、緩和医療、老人医療、ストレス病、機能性疾患、予防医学、健康医学など、細分化できない領域が多くを占めるようになってきました。

話を進める前に、ここで少し本来のサイエンスと科学を区別して考えてみましょう。

哲学者の中村雄二郎氏によると、サイエンス（Science）はもともと広義の学や知を意味し、科学の「科」という意味はないそうです。サイエンスは一九世紀に細分化してからわが国に入ってきました。細分化されますと精緻になり扱いやすくなります。反面、扱われる問題が部分的になり過ぎ全体が見えなくなってしまいます。

ウィキペディアでは、「広義の科学」は体系化された知識や経験の総称であり、自然科学、人文科学、社会科学の総称となっています。「狭義の科学」は科学的知識に基づく学術的な知識、学問となり、「最狭義の科学」が自然科学です。多くの人は科学イコール自然科学と誤解しているのではないでしょうか。

明治時代、西洋文明を一日も早く吸収しなければならない状況にわが国は直面していました。そのため、ものの本質いわば真理の追求というサイエンスの哲学を吸収することなく、その一部分であった実利、実用だけを取り入れていったと思います。

科学は「もの」を相手にします。医学という科学は生身の人間を対象にしています。たしかに近代西洋医学は細分化された科学として、自然科学の手法により発展し、二〇世紀に病気の予防や診断、治療に画期的な成果をあげてきました。しかし、自然科学の意義は客観的で再現性があり普遍性があります。自然科学の対象は測定でき再現されるものに限定されます。しかし、われわれの周りには測定できず再現性に乏しい対象が無数にあります。また、測定できない真理はたくさんありますが、それらは科学的でないからといって、真理ではないと断言できるのでしょうか。

そこに科学の落とし穴があると思います。

医学と医療との関係

次に医療について考えてみたいと思います。

医療人類学者の池田光穂氏は、医療について述べていますので、次に要約します。

『広辞苑（第四版）』によりますと、「医科」は医術に関する学科であり、内科、小児科、外科などの総称である。「医学」は生体の構造・機能および疾病の診断・診療・予防の方法を開発する学問であり、基礎医学・臨床医学・応用医学などに分けられる。「医療」は医術で病気をなおすこと。療治。治療。「医科」とは人間社会における技術＝術（テクネー）におけるある特定のジャンルのことをさしています。たしかに技術の分業の観点より意味があります。

では、「医学」と「医療」の区分はどうでしょうか。

『広辞苑』の定義は、「医学」は医療とは関係を保ちながらも独自のシステムを形成しており、同時に「医療」の下位のジャンルとして位置づけられることを示しています。ここでは、従来考えられてきた「実践＝医療、学問＝医学」と二分して理解することはできない、ということです。

「医術（ギリシャ語のイアトリケー・テクネー）」という言葉の復権がみられています。それは近代医療における自然科学方法が、成果をあげたにもかかわらず完全ではないことが明らかになってきたからです。ここで「医療」と「医術」の概念の位置づけが問題になります。今日用いられている「医療技術」が「医療」に相当するとは決して考えられません。「医療技術」は近代西洋科学におけるテクネーの要素還元的な一つの技術分野に過ぎないからです。

従来の「医療」には、狭義の医家が診療・治療することという、きわめて限定された意味しかありませんでした。「医療」がそのような狭い範囲から「医療という概念は近代西洋医学の反省に立って現在包括的に再定義されながら、「新しい医療という実践と概念は、現在発展途上にあり、その概念を創造し利用する者の手に委ねられている」ということになります。

（http: //cscd. osaka-u. ac. jpuser/rosal-do/030619conMed.html)

つまり、池田氏の提言の要点は、

①医学は医療の下位ジャンルとして位置づけられる、

②医療と医学を二分して理解することはできない、

③現代社会の固有の問題に対処するために「新しい医療」概念の確立が希求される、

④「医療」は医師だけの行為ではなく包括的医療実践と深く関わる、

ということでしょう。

私は「医学」と「医療」を「医学という科学」と「医療科学」に別個のものとして二分しない方が良いという考えです。これ以上さらに二つの要素に還元することになりそうだからです。二つに明確に分別してしまえば医学・医療に関わる者は大変楽になるでしょう。しかし、その時点で両者の創造と発展は止まります。それぞれ一輪だけでは、まったく役にたちませんし、一輪では車がどこに行くのか分りません。最も不幸なのは患者です。両者の関係性について、また、「近代西洋医学」の功罪と「医学」と「医療」の違いについて、もう少し明らかにしておくべきだと思っています。

ここで、改めて医学と医療の違いについてまとめておきたいと思います。

学問体系としての「医学」は、心身二元論に基づく物質としての身体についての学問であり、客観性、再現性、普遍性を中心とした自然科学中心主義です。その研究手法は量的研究（Quantitative analysis）すなわち定量的データ（数値情報）です。一方、医学の社会的応用としての医療は心身一元論としての「ひと」の健康全般についての学問であって、人類学、社会学、哲学といった人文科学が不可欠です。その研究手法は質的研究（Qualitative analysis）すなわち定性的データ（言語情報）ではないかと思います。今後は量的研究＋質的研究が必要になるでしょう。

近代西洋医学について

学問体系としての近代西洋医学は客観性、再現性、普遍性であることが条件です。たしかに生身の人間を扱わない実験室での研究においては、ある程度実現可能でしょう。しかし、ヒトの骨髄細胞が多機能の幹細胞になるという報告について、多くの研究者が追試を試み、著者の研究室に大学生を派遣したりした追試を試みたが成功せず、原著者は報告をそれでも撤回せず、自分のところの培養条件は他では真似ができず、水一つとっても違うのだという話を菅原先生はしていました。実験室でも少し条件が変われば結果は異なり再現性がなくなります。水一つで変わるとは。

菅原先生はまた、動物実験についても、騒音、温度などのストレスッサーに人間よりもはるかに敏感な実験動物を対象とした研究に疑問を持っていると話されていました。実験環境で大きく結果が左右されるので、本来の科学的であるための再現性、客観性は、研究論文の質と研究のプロセスによほど注意を払い吟味しないと実現できません。

自然界の現象は、その大部分が非線形な振る舞いをしているにもかかわらず、その線形部分に限定して科学的検証を行っても出てくる結果は実際の状況を反映していないと言われています。オームの法則、振り子の等時性を考えてみると明らかです。自然界の現象は非線形で、あらゆる条件をも抱合します。ニュートンの力学的科学は、ある特定の条件内でのみ成立します。

非線形科学について、私も胃運動について複雑系科学による研究をしたことがあります胃電図（Erectrogastrography：EGG）を用い(Fukunaga M, et al: Biomedical Soft Computing and Human Science 5(2): 59-64, 2000.)。胃は一分間に三サイクルの蠕動運動を繰り返しています。カオス、フラクタクルによる解析をしますと、規則正しいリズムなのですが、その軌跡は絶対といってよいほど同じ軌跡を通らないのです。機能性ディスペプシア(Functional dyspepsia：ＦＤ）という上腹部愁訴を訴える上部消化管の機能性疾患があります。健常者にストレスを負荷しますと、カオス性が一時消失しますが直ぐにカオス性を取り戻します。一方、ＦＤ患者では負荷前からカオス性が消失していますが、治療とともにカオス性を取り戻します。血圧も脈波も同様で、健常者はカオス性を有しています。健康なほど生理機能は柔軟で複雑性があるのは道理ですね。

ＦＤの病態は複雑ですが、まだ明らかではありません。胃運動異常、胃過敏性、胃排出能遅延、胃前庭部運動低下、中枢の刺激に対する感受性、心理的ストレス、ヘリコバクターピロリ、迷走神経障害、噴門部弛緩不全など多くの要因が関与しています。では、カオス性を取り戻すにはどの要因がどのように関係し合うのか。複雑系の研究方法では分かりません。その点を追求しますと、また要素還元主義のワナに陥るというジレンマが生じてしまうのです。

近代西洋医学は対象を客観化あるいは客体化します。しかし、医療においては医療者と治療者との関係性が重視されます。両者の関係性や患者自身の評価を重視する研究です。現在、看護学や心理学、心身医学の領域で質的研究や Case-based reasoning case method といった研究方法が行われるようになってきています。

真のエビデンスの意味は

ＥＢＭ（エビデンス・ベイスト・メディスン、科学的根拠に基づく医療）についてあまりにも誤解されているので触れておきます。河合氏との話や山折氏へのアンケートも、きっとＥＢＭについての誤解から生じたものと思います。

ＥＢＭとは臨床疫学のことです。カナダのマクマスター大学のデビッド・サケット(David Sackett) らが中心となり、一九七〇〜一九八〇年代前後に発達した学問分野とされています。その理念は公衆衛生分野における疫学の考えを臨床に応用することにあります。一九九〇年代に、同大学のゴードン・ガイアット Gordon Guyatt）が「ＥＢＭ」という新しい名称を与えたことを契機に広く受け入れられるようになり今日の隆盛になったとされています。

エビデンスの誤解は近代西洋医学のパラダイムと深く関係しているように思います。近代西洋医学は biomedical model であり、原因―結果という線形モデルです。病気には特定の物質ないし原因が存在しており、それらが物理・科学的な因果として特定の病気を引き起こしていることになります。その発現メカニズムを解明するのが医学の目的であり、それによってこそ治療が可能となる考え方です。

たしかに二〇世紀半ばまで、生物医学的モデル（biomedical model）は感染症の予防や治療に絶大な威力を発揮してきました。なかでも抗生物質の開発は特筆されます。二〇世紀後半から現在までは、分子生物学や遺伝子研究が究極の要素還元主義としての近代科学的医学のパラダイムになっているのは周知の通りです。にもかかわらず耐糖能異常を示す糖尿病患者とその予備軍は、わが国に約一五〇〇万人いると推測されています。さらに、わが国の慢性痛患者は一八歳以上の成人で約一七〇〇万人いると推測され、その内、約七八％は痛みがコントロールされていないといわれています。医学がこれだけ発展したにもかかわらず増加しているのはなぜなのでしょうか。糖尿病をはじめとした生活習慣病は多様な要因が複雑に関与した病態だからです。慢性痛も同様の病態です。疾病構造が半世紀の間急速に変化し、生物医学的モデルでは対応できなくなってきたのです。

社会保障、医療、環境、地域等の政策研究をしておられる広井良典氏は、ＥＢＭがいう「エビデンス」とは決して生物学的なミクロの原因物質や因果関係といった意味ではないといっています。つまり、医療者が目前にする患者の訴えやニーズとそれへの対応そのものが一つひとつの「エビデンス」であり、「実体」からではなく個々の「現象」すなわち患者の訴えや状況から出発するのが臨床疫学としてのＥＢＭの本質的な発想であると述べています（「週刊医学界新聞」第二三八一号二〇〇〇年三月二七日）。ＥＢＭはむしろ全人的医療を行う上で不可欠な発想なのです。また、個々の患者に合った治療法を重視するわけですから、個別性に重点が置かれています。検査データだけに注目するのではなく心理面も含めた患者の訴えやＱＯＬそのものを重視することになるわけです。しかも、それらをしっかりした記録や統計的なデータベースとして蓄積し最適な診療を追求するという理念がＥＢＭです。広井氏は病気や医学についての新しいパラダイムが求められ、とりわけ「複雑系」というコンセプトに象徴されるような病気の理解が不可欠であるとしています。良い臨床研究を見つけて医療をマニュアル化することがＥＢＭではないのですね。

近代西洋医学における実際の診療行為の多くが科学的根拠に乏しく、有効性が証明されているものはわずか一〇～二〇％に過ぎないと一九七八年に米国で報告されました（Office of Technology Assessment：Assessing the Efficacy and Safety of Medical Technology. Congressional Office of Technology Assessment. Vol7. Washinton, DC. 1978.）。

医学と医療を繋ぐ研究が欲しい

医療はキュア（cure　治す・治療する）と同時にケア（care　世話する、介護する）が必要になってきています。緩和医療や老人医療、慢性疾患、心の病気になりますと、むしろケアにウエイトがかかります。医療はキュアとケアを分離できない時代にすでになっているのに、従来の医学モデルとパラダイムに固執しているのです。臨床においてキュアとケアが矛盾なく行われるためには、新しい時代に即した医学モデルとパラダイムシフトが必要です。医学が医療に合わせていくということでしょうか。そのためには、医学と医療の架け橋となる研究方法の開発すなわち方法論の研究が望まれます。

心身医学の医学モデルは生物学的・心理的・社会的医学モデル（bio-psycho-social medical model）です。生物医学的モデルが閉鎖系（closed system）で要素還元主義であるのに対し、生物学的・心理的・社会的医学モデルは開放系（open system）であり非要素還元主義でシステム論的健康観に基づいています。たしかに人間を閉鎖系システムとして考える手法は感染症をはじめとする急性疾患や外傷など外科的疾患に非常に効果を挙げ、二〇世紀における医学の進歩に大いに貢献してきました（竹林直紀ほか「治療」八四号、二〇〇二年、一〇二～一〇六頁）。しかし、医学が対応する病気は複雑化し閉鎖系モデルでは対応できなくなってきたのです。糖尿病や慢性疼痛を含めた生活習慣病や慢性疾患、老人病のような心理、社会、文化、環境を含めた複雑な要因が関わり合う病気では開放系の視座が必要になってくるのです。臨床医学では自然科学的手法（量的研究）と人文科学的手法（質的研究）の両者の関係性の手法が今後の重要なテーマになるでしょう。

西洋的思考と東洋的思考について

医学と医療との関係を考えていますと、西洋と東洋の思考形態の違いのなかに似ている点があることに気がつきます。西洋的思考は分析的思考であり、対象そのものの属性に注意を向け、カテゴリーに分類することによって対象を理解しようとする考え方です。東洋的思考は包括的思考であり、人や物といった対象を認識し理解するに際して、その対象を取り巻く「場」全体に注意を払い、対象とさまざまな場の要素との関係を重視する考え方で、対象を広い文脈のなかで捉えようとしています。つまり、医学は分析重視の西洋的思考、医療は包括的である東洋的思考が互いに必要ではないでしょうか。そこで医学＝医療とするためには、実は西洋的思考と東洋的思考の出会いが必要になると考え始めました。

私たちは普段西洋的思考で東洋的事象を考えているか、またはその逆かも知れません。しかも私たちはそのことにまったく気づいていないのです。

かつてデカルトが説いた「心身二元論」とは、身体（物）は延長や広がりを本質とし、心（精神）は思考そのものの本質とするから、両者は異なる二つの実体である、と言うものです。このデカルトの「心身二元論」は、キリスト教における身体観に根差していると思います。身体はキリスト教において汚れたものとして受け取られています。同じく心身論を唱えたベルグソンやメルロ＝ポンティらは、デカルトの二元的対立からの脱却への試みであったと思います。また、西洋は「外なる自然」を、東洋とくにわが国では「内なる自然」を目指しています。東洋では身心を二分せず身心の一体性に基づいて追求していくことが出発点です（湯浅泰雄『身体論—東洋的心身論と現代』講談社学術文庫、一九九〇年）。西洋と東洋、医学と医療を繋ぐ軸になるのに適した方法や研究態度を求めていかなければなりません。

わが国の高齢者の人口に占める割合は、二〇五〇年に四〇％を占めるといわれています。このような日本の現実を考えると、生老病死の医療は、今後の医療の中心的課題です。しかし、高齢者に対する医学・医療の研究や実践は始まったばかりです。従来の医療モデルはまったく役に立ちません。生老病死の真っただ中にいるのが医療の現場です。良い医療を築きあげてゆくには、従来の原因―結果といった医療モデルを変えねばなりません。生・老・病・死を区分せず一体となった見方をするのです。非要素還元主義、非線形の見方、包括的思考……。物事を二元論的（分析的）ではなく一元論的（包括的、統合的）に考えることが、これからの医療の最重要テーマです。それが、菅原先生との対談の中心的内容でした。

生命科学者、柳澤桂子氏の般若心教現代語訳「生きて死ぬ智慧」（小学館）のあとがきに次のような一文がありました。

「……あなたもありません。私もありません。けれどもそれはそこに存在するのです。物も原子の濃淡でしかありませんから、それにとらわれることもありません。一元的な世界こそが真理で、私たちは錯覚を起こしているのです。」

（中井吉英）

おわりに寄せて

医療はまさに生老病死の世界です。医療に関わる人たちが、この点を自覚しているかどうかで医療の質が変わります。医療の現場は生老病死の世界を生きている者同志の出会いの場であることを医療者も患者も忘れないでいて欲しいものです。また、生老病死を考えるとき、私たちは老、病、死の否定的な部分、すなわち影に焦点を当てがちです。では影の部分に光を当てればどうでしょう。老い、病、そして死の光の部分に焦点を当てることは私たち医療者も患者も一般の人も先ずないはずです。

心療内科医である私は、治療のなかで患者の「マイナスのプラスの側面」をみるように努めます。患者に「病気になって良かったことはどんなことでしたか?」というメッセージを必ず伝えます。もちろん患者自ら内省するような伝え方が必要です。そのタイミングが大変難しいのです。がん患者にも高齢者患者にも伝えます。そのとき、患者の口から珠玉の言葉が生まれます。何百冊の本を読んでも得ることのできない珠玉の言葉です。このような言葉に出会うとき、私たち医療者自身が励まされ支えられているのを感じます。

珠玉の言葉に出会うためには、医療者自身の人生における生老病死にプラスの光をあてなければなりません。私たち自身の否定的な部分すなわち影に光を当て、マイナスの部分を逆観し光にした程度に応じて患者の生老病死の影にプラスの光を当てることが可能になるのです。そのとき初めて医療者と患者のより深い関係性が熟成されてゆきます。

さて、八人の連歌師の話（歌）はいかがでしたか。生老病死の医療について、一人ひとりの物語りを連歌形式で詠い本書が出来上りました。私たちは、かけがえのない一人ひとりの物語りを生きています。連歌師個々人の物語りの断片をモチーフに歌を詠み、八人の物語りが関係し合い一つの歌になりました。生老病死の光と影の糸が織りなすタペストリーになっているはずです。

本書を終わるにあたって、編集に際し適切、多大な助言をいただき、脱稿まで粘り強くお待ちいただいたミネルヴァ書房の柿山真紀氏に深謝いたします。執筆の機会とご助言をいただいた山岸秀夫京都大学名誉教授（公益財団法人体質研究会理事）に謝意を表します。

二〇一六年春

編著者　中井吉英

〈シリーズ・ともに生きる科学〉について

二〇一一年三月一一日の東日本大震災に見られるように、人間は一人で生きることはできず、その「いのち」の絆も複雑な社会のネットワークに組み込まれている。現代高度文明社会の恩恵に浴して生きる人間には、今や新たな自然災害や病気といったリスクに対して、共に生きる智恵が求められている。本シリーズでは、人間を地球上のすべての「いのち」の一つとして取り上げ、少子高齢化、生老病死、自然環境保全、多文化共生、富の価値、科学と文化などをテーマとして多方面の学術分野にわたって考察する。

本シリーズは、公益財団法人体質研究会と公益財団法人ひと・健康・未来研究財団（健康財団グループ）の「いのちの科学プロジェクト」委員会の企画によるものであって、本出版物は公益財団法人体質研究会より助成を受けている。

人名索引

事項索引

あ 行

か 行

さ　行

た　行

な　行

は　行

ま　行

や・ら・わ　行

『癒しを求める魂の渇き』（共著）聖学院大学出版会，2011年，他

奈倉　道隆（なくら・どうりゅう）第２章５節，コラム２

1934年　生まれ
1960年　京都大学医学部卒業・佛教大学仏教学科卒業
　　　　公衆衛生学教室助手・京大病院老年科助手，大阪府立大学教授（老年福祉学），京大病院非常勤講師，龍谷大学教授，東海学園大学教授，四天王寺国際仏教大学教授，聖隷クリストファー大学教授を経て
現　在　東海学園大学名誉教授
　　　　京都大学大学院医学研究科医の倫理委員会委員

藤枝　宏壽（ふじえだ・こうじゅ）第３章５節

1933年　生まれ
1957年　京都大学文学部（英文）卒業
2004年　佛教大学大学院仏教学科（修士）修了
　　　　福井県立藤島高校，国立福井工業高等専門学校英語教授
　　　　国立福井医科大学教授を経て
現　在　福井医科大学名誉教授，真宗出雲路派了慶寺住職
主　著　『“ぐんもう”のめざめ――二足草鞋のはざまで』法藏館，2005年
　　　　『いのちの感動　正信偈――その深意を味わう』永田文昌堂，2012年
　　　　『老いて聞く　安らぎへの法話』自照社出版，2015年，他

秋山　麗子（あきやま・れいこ）コラム３，第４章５節

長野市生まれ
東京海上（現東京海上日動）勤務を経て，1966年渡米
Los Angeles City College にてビジネス及び人事管理専攻，
Union Bank 国際部日本部門リサーチアナリスト，
Kintetsu International Express（USA）にて人事・総務部門特別顧問を経て
現　在　在米日系企業人事管理コンサルタント
主　著　『A Poem Duet「二重奏」――English Poems Transformed into Tanka（短歌）』三樹書房，2003年

《執筆者紹介》（執筆順，＊は編者）

＊中井　吉英（なかい・よしひで）第１章１節，第２章４節，第３章３節，第４章２節，コラム４
編著者紹介参照

小笹　寧子（おざさ・ねいこ）第１章２節，第２章１節，第３章４節，第４章３節
1975年　生まれ
2008年　京都大学大学院医学研究科博士課程修了
　　　　京都大学医学部附属病院循環器内科医員を経て
現　在　京都大学医学部附属病院循環器内科助教，医学博士

上田　公介（うえだ・こうすけ）第１章３節，第２章２節，第３章１節，第４章４節
1945年　生まれ
　　　　名古屋市立東市民病院泌尿器科部長を経て
　　　　名古屋前立腺センター，温熱・免疫療法研究所所長
　　　　名古屋市立大学医学部非常勤講師，同志社大学生命医科学部客員教授
2016年　４月　歿
主　書　『負けてたまるか膀胱癌』KTC 中央出版，1997年
　　　　『ハイパーサーミアの臨床』（共著）医療科学者，1999年，他

本庄　　巖（ほんじょう・いわお）第１章４節，コラム１，第２章３節，第３章２節，第４章１節
1935年　福岡県北九州市生まれ
1967年　京都大学医学部外科系大学院修了
　　　　関西医科大学耳鼻咽喉科講師，ヴュルツブルグ大学客員講師
　　　　高知医科大学耳鼻咽喉科教授，京都大学医学部耳鼻咽喉科教授を経て
現　在　京都大学名誉教授

窪寺　俊之（くぼてら・としゆき）第１章５節
1939年　生まれ
　　　　埼玉大学，東京都立大学大学院，エモリー大学神学部（M.Div.），コロンビア神学大学大学院（Th.M.），リッチモンド記念病院で CPE 上級コース修了，博士
　　　　淀川キリスト教病院元チャプレン，関西学院大学神学部教授を経て
現　在　聖学院大学大学院客員教授
　　　　聖学院大学総合研究所スピリチュアルケア研究前室長
主　著　『スピリチュアルケア入門』三輪書店，2005年
　　　　『スピリチュアルケア学序説』三輪書店，2008年

《編著者紹介》

中井　吉英（なかい・よしひで）

1942年　京都市生まれ
1969年　関西医科大学卒業
九州大学医学部心療内科講師，関西医科大学第一内科学講座教授
同心療内科学講座初代教授，洛西ニュータウン病院名誉院長・心療内科部長を経て
現　在　弘正会西京都病院名誉院長・心療内科部長，関西医科大学名誉教授
主　著　『全人的医療入門――すべての医療関係者のために』中山書店，2013年
『〈生と死〉――日独文化研究所シンポジウム』こぶし書房，2015年
『食と心――その関係性を解き明かす』（共著）建帛社，2015年，他

シリーズ・ともに生きる科学
生老病死の医療をみつめて
――医者と宗教者が語る，その光と影――

2016年6月10日　初版第1刷発行　〈検印省略〉

定価はカバーに
表示しています

編著者　中井吉英
発行者　杉田啓三
印刷者　坂本喜杏

発行所　株式会社　ミネルヴァ書房
607-8494　京都市山科区日ノ岡堤谷町1
電話代表　(075)581-5191
振替口座　01020-0-8076

冨山房インターナショナル・新生製本

ISBN 978-4-623-07588-1
Printed in Japan

シリーズ・ともに生きる科学　四六上製カバー

不老長寿を考える──超高齢社会の医療とスポーツ
山室隆夫 著

整形外科学および運動器学に長年かかわる著者が、寝たきり防止の身体づくりを説きつつ、長寿者の増加がもたらす社会問題に向き合う。

本体二五〇〇円

共生する生き物たち──微生物の世界から日本の共生《ともいき》観まで
岩槻邦男
仁王以智夫 著

微生物から動植物にかけての生物界での共生事例を紹介し、日本古来の「共生《ともいき》」精神と対比させつつ人と自然の共生を探る。

本体二五〇〇円

智恵なすわざの再生へ──科学の原罪
鈴木晶子 著

科学や技術の専門家が具えるべき思考のわざや判断、倫理について考察し、生き物としての人間が、世界と共に生きていく智恵の再生を模索。

本体二五〇〇円

多文化社会に応える地球市民教育──日本・北米・ASEAN・EUのケース
村田翼夫 編著

グローバル化社会に対応する教育とはどのようなものか。国際力を発揮させ、個性を重視する多元的教育システムの構築をめざす。

本体三五〇〇円